《专科护士临床工作手册》丛书

围手术期管理护士
临床工作手册

U0295026

主 审 李乐之

主 编 赵丽萍

副主编 刘卫红 徐 灿

编 者（以姓氏笔画为序）

王 玲 王 琴 王文丽 邓 露 杨 波
何 英 张 婷 黄尔佳 梁 婷 彭 双

人民卫生出版社

图书在版编目（CIP）数据

围手术期管理护士临床工作手册 / 赵丽萍主编 . —北京：人民卫生出版社，2017

ISBN 978-7-117-25127-3

Ⅰ. ①围… Ⅱ. ①赵… Ⅲ. ①围手术期 - 护理 - 手册 Ⅳ. ①R619-62

中国版本图书馆 CIP 数据核字（2017）第 302244 号

人卫智网	www.ipmph.com	医学教育、学术、考试、健康，购书智慧智能综合服务平台
人卫官网	www.pmph.com	人卫官方资讯发布平台

围手术期管理护士临床工作手册

主　　编：赵丽萍
出版发行：人民卫生出版社（中继线 010-59780011）
地　　址：北京市朝阳区潘家园南里 19 号
邮　　编：100021
E - mail：pmph @ pmph.com
购书热线：010-59787592　010-59787584　010-65264830
印　　刷：河北新华第一印刷有限责任公司
经　　销：新华书店
开　　本：710×1000　1/16　印张：14
字　　数：259 千字
版　　次：2018 年 5 月第 1 版　2018 年 5 月第 1 版第 1 次印刷
标准书号：ISBN 978-7-117-25127-3/R · 25128
定　　价：39.00 元

打击盗版举报电话：010-59787491　E-mail：WQ @ pmph.com
（凡属印装质量问题请与本社市场营销中心联系退换）

《专科护士临床工作手册》丛书
编写说明

　　根据《中国护理事业发展规划（2016—2020年）》要求，为大力发展专科护理，提高临床护士的专业能力，提升护理服务的专业化程度，帮助护士更好地进行职业规划，中南大学湘雅二医院根据2007年5月卫生部颁布的《专业护理领域护士培训大纲》的内容和要求，充分发挥医院作为湖南省专科护理质量控制中心的优势，结合医院护理专业小组的宝贵工作经验，组织编写了这套《专科护士临床工作手册》。

　　本丛书由医院护理部正副主任、科护士长担任主编，主编同时也是各护理专业组的牵头人，各专业组组长、副组长担任副主编。丛书包括12本，其中《静脉治疗护士临床工作手册》《急危救治护士临床工作手册》由李乐之教授主编，《糖尿病联络护士临床工作手册》《营养管理护士临床工作手册》由黄金教授主编，《围手术期管理护士临床工作手册》《教学护士临床工作手册》由赵丽萍教授主编，《造口伤口护士临床工作手册》由曾立云主编，《疼痛管理护士临床工作手册》由姜志连主编，《药疗咨询护士临床工作手册》由欧尽南主编、《康复护士临床工作手册》由何桂香主编，《心理联络护士临床工作手册》由陈琼妮主编，《礼仪促进护士临床工作手册》由周昔红主编。

　　在编写过程中，始终强调理论与实践相结合，将临床实践经验归纳总结并提升到理论高度，对临床实践有较强的现实指导意义。同时，注重篇幅适宜、内容精练、便于记忆、实用性强，旨在为医院从临床专业护士的遴选、培训、晋级管理等方面提供参考建议；也可为临床专科护士提供理论、实践指导。

中南大学湘雅二医院

2017年6月

一、丛书编委会

主　任　李乐之　　唐四元
副主任　黄　金　　赵丽萍　李亚敏
委　员　欧尽南　何桂香　姜志连　曾立云　陈琼妮　周昔红　高竹林
　　　　张孟喜　杨玲凤　谭晓菊　刘卫红　陈谊月　王小艳
　　　　张慧琳　金自卫　欧阳沙媛

二、主编与副主编

书　名	主审	主编	副主编	
《静脉治疗护士临床工作手册》	黎志宏	李乐之	高竹林	夏春芳
《急危救治护士临床工作手册》	李乐之	李亚敏	赵先美	彭　娟
《糖尿病联络护士临床工作手册》	周智广	黄　金	杨玲凤	王　琴
《营养管理护士临床工作手册》	李乐之	黄　金	张孟喜	李迎霞
《围手术期管理护士临床工作手册》	李乐之	赵丽萍	刘卫红	徐　灿
《教学护士临床工作手册》	李乐之	赵丽萍	张慧琳	方春华
《疼痛管理护士临床工作手册》	李乐之	姜志连	陈谊月	肖　树
《药疗咨询护士临床工作手册》	李乐之	欧尽南	王小艳	杨　群
《康复护士临床工作手册》	李乐之	何桂香	谭晓菊	熊雪红
《造口伤口护士临床工作手册》	李乐之	曾立云	金自卫	杨　静
《心理联络护士临床工作手册》	陈晋东	陈琼妮	张展筹	汪健健
《礼仪促进护士临床工作手册》	李乐之	周昔红	欧阳沙媛	骆璐

《专科护士临床工作指南》丛书编写组

2018 年 3 月

中南大学湘雅二医院始建于1958年，是国家教育部重点高校——中南大学附属的大型综合性三级甲等医院，是国内学科最齐全、技术力量最雄厚的医院之一。医院脱胎于1906年美国雅礼协会在中国创办最早的西医院之一——雅礼医院，素有"南湘雅"之美誉。经过几代人六十年的努力，湘雅二医院不断发展壮大，医疗护理、医学教育及科学研究均居于全国前列水平。医院拥有两个国家临床医学研究中心、6个国家重点学科以及包括临床护理在内的23个国家临床重点建设专科。作为湖南省专科护理质量控制中心挂靠单位，牵头指导全省15个专科领域专科护士的培养与认证工作。

为响应国家医改目标导向，深入开展优质护理服务示范工程，建设一流临床护理重点专科，进一步提高护士专业素养和综合素质，医院积极探索适应新形势、满足护理新需求的专科护士培养途径。近十年来，依托医院优势学科，借助开展湖南省专科护士培训工作的经验，结合医院护理学科发展实际，构建了多部门多学科联动的专科护士培养体系，整合了院内12个护理专业小组，从培训、考核、研究、质控以及专科护士层级培养与使用等方面开展了大量卓有成效的工作。

为继承湘雅优良传统，弘扬医院文化理念，展示我院建院六十年来在护理学科建设尤其是护理人才培养方面的经验与做法，护理部组织12个护理专业小组编写了这套《专科护士临床工作手册》丛书，从每个领域专科护理发展的历史沿革、组织与管理、质量控制等方面介绍了医院对专科护士的培养与使用策略；每本书还重点介绍了各领域专科护士必备的知识和基本技能，为专科护士打好理论和实践基础提供支持与借鉴。丛书的出版，将为广大读者带来新的视角、新的理念和新的方法，为护理学生和临床护士规划职业生涯和提高专业素养提供新的参考，为护理管理者谋划学科发展提供新的思路。

我院将在习近平新时代中国特色社会主义思想指引下，始终秉承"公勇勤慎、诚爱谦廉、求真求确、必邃必专"的湘雅校训和"团结、严谨、求实、创新"的院训，践行"技术硬如钢，服务柔似水"的二院文化理念，不断完善专科护士的培养模式,与全国护理工作者一道,共同提高专科护理水平,造福更多病人,为健康中国建设作出新的更大的贡献。

中南大学湘雅二医院党委书记
周智广
2018 年 4 月于长沙

2011年3月8日，国务院学位办颁布了新的学科目录设置，其中护理学从临床医学二级学科中分化出来，成为了一级学科，这给护理学科发展提供了广阔的空间，也给护理工作者提出了如何定位护理学科以及如何加强学科建设、提升护理学科内涵与质量的问题。广大护理工作者围绕培养护理人才、夯实护理基础、提升护理专科化水平、加强科学管理和创新护理手段等方面开展了大量卓有成效的工作，促进护理学科迅速发展，使其逐渐成为既与临床医学有交叉又有自身特色的独立学科体系。

临床护士专业化，是临床护士在专业上发展的新领域，是护理学科建设的重要元素，是适应社会进步和诊疗技术不断发展的重要手段，是保证护理工作质量、合理使用护理人力资源、构建护理人才梯队以及体现护士专业价值的重要举措。提升临床护士的专业化水平，需要在建立护士专科培训和管理使用机制的基础上，加强专业知识和专业技能培训，增加护士工作责任感、成就感，进而提高他们在不同专科领域的能力。

中南大学湘雅二医院系国家卫计委临床护理重点专科建设项目单位，湖南省专科护理质量控制中心挂靠单位。医院以建设国家临床护理重点专科为契机，借鉴培养、认证、考核湖南省专科护士方面的经验，构建学科联动专科护士培养体系，联合医务部、教务部、药学部及营养科等部门及各临床专科，成立12个护理专业小组，从培训、考核、研究及质控以及专科护士层级培养与使用等方面开展了大量工作，取得有目共睹的成效，并在湖南省专科护士能力提升大赛中斩获冠军。

为分享在专科护士培养与使用方面的经验，中南大学湘雅二医院组织各专业组长及专科护士编写了这套《专科护士临床工作手册》丛书，共12本，由医院护理部正副主任、科护士长担任主编，各专业组组长、副组长担任副主编。丛书共12本，涵盖了静脉治疗、围手术期管理、急危救治、糖尿病联络、康复护理、造口伤口护理、营养管理与支持、疼痛管理、心理联络以及药疗咨询等病人需求大、专业化要求高的领域，也包括了临床教学、护理礼仪促进等提升护理管理水平的领域。丛书既介绍了专业组构建与管理相关的信息，也介绍了各领域专科护士必备的专业知识与专业技能，对规范专科护士培养以及拓宽专科护士专业视野、提升专业能力有良好的借鉴作用。

探索科学、有效的专科护士培养与使用策略，不断提升临床护士专业化水平,促进临床护士适应社会的进步、医学专业的发展和人民群众对美好生活的期盼,是广大护理管理者和护理教育者恒久关注的话题,也是广大临床护士努力的方向。期待丛书的出版,能为护理工作者提供一些新的思路,也为护理学科发展注入新的生机和活力。

中南大学湘雅护理学院院长
唐四元
2018 年 3 月

为加强医院临床专科化护士的培养,完善专科护士的规范化培训工作,满足临床专科护理工作的实际需求,特对围手术期管理专科理论进行梳理并编写《围手术期管理护士临床工作手册》一书,旨在向广大围手术期护理护士提供一本具有临床实用性、指导性和可操作性的专科指导手册。

随着临床及护理专业自身发展的需要,围手术期护理管理工作范围不断扩大,临床上逐步形成了由病房护士、巡回护士、洗手护士、麻醉护士、复苏护士、监护护士等共同组成的围手术期管理护士。有别于以往习称的手术前护理、手术中护理、手术后护理的单独概念,围手术期护理是从病人手术的整体出发,最大限度地控制病人手术进程和术后康复的不利因素,从而进行有效护理。

在编写过程中,我们充分注重围手术期专科岗位技能培养和岗位业务知识的学习,全面介绍围手术期护理管理的理论和方法,侧重围手术期管理的护理实用理论和技术,遵循《临床护理实践指南》要求,优化护理程序,文字简明扼要,通俗易懂。全书分三篇共 10 章,第一篇概述包括围手术期管理护士的历史沿革、围手术期管理护士的组织与管理、围手术期管理的质量控制;第二篇对围手术期管理护士必备知识从术前、术中、术后护理三个阶段的围手术期护理理论知识进行阐述;第三篇围手术期管理护士基本技能则着重阐述需要掌握的操作技能。

本书由长期从事围手术期管理的临床与教学的资深专科护士共同编写,以医学专业及护理教材为基础,参考多部医学专著,引进最新护理理论,且融入编者丰富的临床护理体会,力求达到科学性、学术性和实用性。本书不仅可作为临床护理人员的工作指南,供围手术期管理在职护士、进修护士及护生使用;并可作为围手术期管理专科护士的主要参考书。

最后,由于编者水平有限,不足之处在所难免,敬请各位读者批评指正。

赵丽萍

2017 年 7 月

目　录

第一篇　概　述

第二篇　围手术期管理护士必备知识

第三篇 基 本 技 能

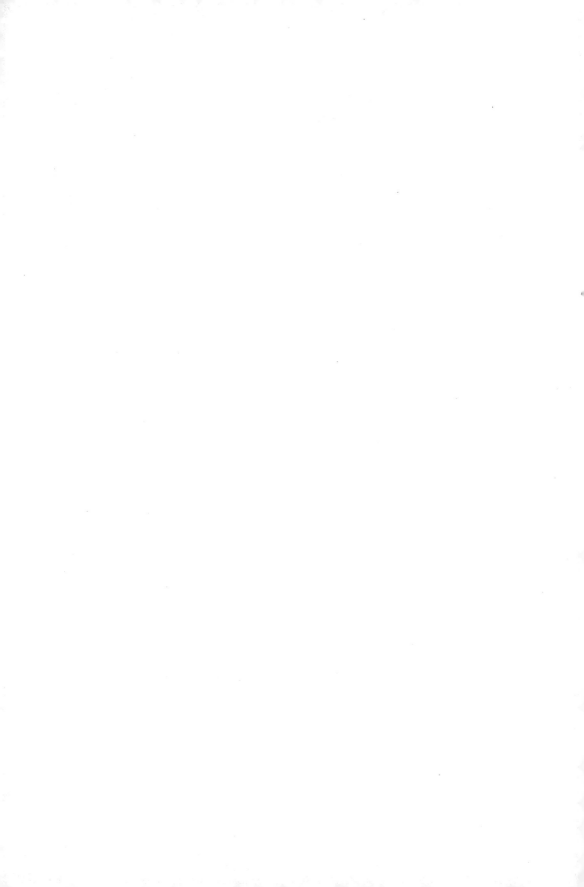

第一篇
概　　述

第一章　围手术期管理护士的历史沿革

一、围手术期管理护士的产生

围手术期(perioperative period)一词最早起源于 20 世纪 70 年代国外文献,90 年代后,该词在国内外的使用逐渐广泛起来。围手术期意指从确定手术之日起,直至与本次手术相关的治疗基本结束为止的一段时期,包括手术前、手术中、手术后三个阶段。

一方面,随着外科手术技术的进步,微创外科技术的广泛开展,外科手术愈来愈精准,手术适应证明显扩大,无疑使更多的病人获得了手术治愈的机会;另一方面,老年病人及部分术前并存慢性器官功能障碍的病人耐受手术打击能力低,人们对医疗保健服务质量需求不断增长等因素使得围手术期病人的管理风险也明显增加。为了保证病人手术安全性、减少术后并发症及医疗纠纷的发生,必须在术前、术中、术后三个关键阶段对影响病人手术进程、术后康复的不利因素进行有效控制,即习称的围手术期护理。

目前公认的围手术期护理(perioperative nursing care)概念是指在围手术期为病人提供全程、整体的护理,旨在加强术前至术后整个治疗期间病人的身心护理,通过全面评估,充分做好术前准备,并采取有效措施维护机体功能,提高手术安全性,减少术后并发症,促进病人康复。该概念说明围手术期护理是从病人手术的整体来考虑,有别于以往习称的手术前护理、手术中护理、手术后护理的单独概念。围手术期管理护士正是为了满足围手术期护理需要而不断形成产生的专业护士。随着临床及护理专业自身发展的需要,围手术期护理工作范围不断扩大,临床上逐步形成了由病房护士、巡回护士、洗手护士、麻醉护士、复苏护士、监护护士等共同组成的围手术期管理护士。

二、围手术期管理护士的发展

围手术期管理护士的发展与手术室护士的发展息息相关。早在 19 世纪

60年代,南丁格尔创立现代护理学时,手术室护士主要负责术前准备必要的设备、控制病人所处环境、防止术中感染的发生、在手术期间提供病人照护,而协助麻醉及术后恢复的工作是由病人所在病房的护士承担,从而保证术前、术中、术后连续性照护的提供。1975年,美国手术护理协会与美国护理协会共同出版了《手术室护理实施基准》,其中将"手术护理"改为"围手术期护理",该组织认为手术室护士的专业护理是对病人生理、心理及社会需求的确认,同时是基于自然和行为科学知识的运用,从而在术前、术中、术后对病人的健康与权益进行重建与维持。围手术期护理这一概念的引入,使手术室护士走出手术室,到病房与病人接触、交流,注重病人的身心需求,实现了手术室护士由单一的"手术室技术员"向多种角色功能的转变。随着手术室护士工作范围的扩大,如今,手术室护士中的洗手护士、巡回护士、麻醉护士等成为围手术期管理护士团队中的重要成员。

围手术期护理的不断发展使围手术期管理护士能更系统、无缝隙地管理围手术期病人。围手术期管理护士是与手术病人接触最多的医护人员之一,他们在动态观察病人病情、了解病人心理状态及康复需求等方面承担着越来越重要的角色,并成为围手术期管理团队中不可或缺的重要成员,是使病人获得最满意的手术效果和最优质的护理服务的重要保障。

三、围手术期管理护士的现状

围手术期管理护士由病房护士、巡回护士、洗手护士、麻醉护士、复苏护士和监护护士组成,其工作范围包括手术前的护理评估和准备工作、手术中的护理措施以及手术后的评价与反馈。围手术期护理管理的目的是通过手术前期、中期、后期完整的护理过程,为接受手术的病人及其家属提供身体上、心理上、精神上及社会上的个性化护理和高品质服务。因此,围手术期管理护士除了完成围手术期必需的技术性护理工作外,在以下几个方面也承担着重要角色。

(一)健康教育

通过健康教育对病人进行健康信息支持属于临床护理的组成部分,能有效干预病人并发症的发生及疾病的复发。目前,围手术期管理护士提供信息的方式有口头讲解、播放录像或PPT、发放健康小册子等。在外科手术中,对病人进行术前、术中、术后的健康教育,有助于减轻病人的思想负担,消除病人对手术的恐惧感,同时,也是协助病人参与自身疾病管理必需的一项策略。目前,围手术期管理护士也逐渐意识到健康教育在病人疾病控制、并发症预防方面的重要作用,并在提高病人疾病康复知识掌握度方面进行了系列研究。

围手术期健康教育主要由病房护士及巡回护士承担。

1. 病房护士健康教育的职责

（1）术前：讲解手术和麻醉相关准备知识，准备项目、意义及配合要点，戒烟、控制血糖和血压的目的及意义；指导进行床上大小便训练、深呼吸训练、有效咳嗽咳痰训练等。

（2）术后：讲解疼痛情况及缓解办法；解释各管道目的及注意事项；进行饮食治疗、药物治疗、功能锻炼等知识宣教。在进行健康教育的过程中，根据病人具体情况调整健康教育内容，使之更具针对性；不断丰富健康教育的方式和内容，使整体护理更加完善。

2. 巡回护士健康教育的职责　术前 1 日到病房进行术前访视及术后 2~3 日到病房进行回访，了解病人生理状况、心理需求，并传授给病人及家属手术相关知识，包括手术室相关制度、麻醉过程、手术简要步骤、与手术有关的生理、解剖知识以及术后有关饮食、体位、活动的宣教等。通过交谈，评估病人的健康信息需求与学习能力，及时评价健康教育效果并选择适宜的健康教育方法满足病人信息需求，以减轻病人因缺乏手术相关知识带来的恐惧和不安。

（二）心理支持

围手术期病人多有恐惧、焦虑、抑郁等不良情绪，不仅影响手术依从性，也会影响术后康复。随着医学模式的转变，围手术期管理护士逐渐意识到心理支持也是围手术期护理的关键部分和主要环节。围手术期管理护士不仅要做好各项基础护理，对病人的一般体征进行检查，全面做好各项手术配合工作，更要不断提高围手术期心理护理技巧，深入了解和掌握病人心理需求，有针对性地对病人实施心理护理，构建良好护患关系，以促进病人的治疗护理依从性及提高满意度。目前，国内围手术期管理护士对病人心理支持暂未形成统一规范流程，相关研究多集中在病人围手术期心理状态的现状描述，关于不良心理状态对病人睡眠、并发症、住院时间等的相关研究尚不多。

围手术期病人心理支持主要由病房护士和巡回护士承担，并分别有自己的工作职责。病房护士的职责主要有从入院评估开始至病人接入手术室前以及手术结束回到病房以后，通过语言沟通、行为观察等方式评估病人心理状态，并根据病人心理状态在日常护理工作中不断进行心理疏导。巡回护士的工作职责包括术前一天对病人进行术前访视，了解病人心理状态并进行及时安慰和疏导，与病人建立良好互信关系；病人接入手术室后，及时关心安慰病人，解除其对手术室这一陌生环境产生的恐惧情绪，以使病人以良好的心理状态顺利进行手术。

（三）疼痛管理

疼痛对手术病人的影响正日益受到人们的关注，继体温、脉搏、呼吸、血压之后，其已成为第 5 生命体征。随着人们对疼痛认知的不断提高，人们对镇痛需求也不断增加,促使围手术期管理护士更多更深地了解疼痛对病人机体的影响、疼痛的评估方式、疼痛的非药物管理和药物管理方面的知识,并在以护理为基础的疼痛管理模式中,承担着越来越重要的角色。为了更好地帮助病人管理疼痛,围手术期管理护士积极开展疼痛教育培训,促使围手术期疼痛管理护士掌握更多疼痛评估方法及控制技能,并在病人疼痛评估方法、疼痛控制技巧等方面进行系列研究。

围手术期疼痛管理工作主要由病房护士和麻醉镇痛护士承担,并分别有自己的工作职责。

1. 病房护士的主要职责

(1)术前:告知病人及家属疼痛是术后常见症状、镇痛药物作用和副作用,解除病人及家属对于疼痛的错误观念;指导病人正确表述疼痛程度,选择非药物镇痛方式。

(2)术后:加强病人疼痛记录,在术后三天中,在 8、16、24 点对病人疼痛进行评估并记录,根据病人疼痛程度予以对症处理,加强处理后镇痛效果及药物副作用的观察及记录。

2. 麻醉科镇痛护士的职责 对使用镇痛泵的病人进行访视,评估镇痛效果,及时收回电子镇痛泵并进行镇痛泵数量核对,及时协助病房护士处理镇痛泵故障或镇痛药物副作用。

四、围手术期管理护士的前景

围手术期管理护士的产生和发展不仅使围手术期管理更加专业化,促进了护理学科的发展,也使病人和家属对护理工作的满意度不断提高。但是医学科技的日新月异,围手术期管理护理专业技术知识的纵深发展,以及围手术期护理相关理论的深入研究,对围手术期管理护士而言既是挑战,也是机遇。因此,首先要在吸取国外围手术期管理护士教育的经验和教训的基础上,加强对围手术期管理护士的系统教育,构建具有中国特色的围手术期管理专科教育和培训体系,为围手术期管理护理专业培养优秀的护理人才。其次,通过工作分析及流程重组等科研方法来优化围手术期管理护士工作流程,使围手术期管理护士的工作流程更加规范化。最后,围手术期护理由于专科性强,技术含量高,必将逐步走向专门化,行政部门要组织成立认证资格专家委员会,制定相应的制度和具体考核办法,进行围手术期管理护士认证资格考试,围手术期管理护士应持证上岗。

第二章 围手术期管理护士的组织与管理

第一节 围手术期管理护理专业组的构建

一、指导思想

构建围手术期管理护理专业组是为规范围手术期管理和护理,确保病人在安全、舒适的状态下接受手术,提高围手术期护理质量,促进医院护理专业发展。

围手术期管理护理专业组成员由每个病区推选的护理骨干组成,通过学习国际前沿知识、加强围手术期关键环节管理、优化围手术期护理流程、强化围手术期质量管理,从而改善病人就医体验、营造护患和谐氛围、提高医院的社会信誉。

二、组织管理架构

围手术期管理护理专业组在护理部的管理和指导下开展工作。护理部成立围手术期管理护理专业组,设立组长1名、副组长2名;下设质量控制、教学培训、科研管理、对外交流、宣传报道等小组,分别负责围手术期管理护理中的质控、培训、科研、交流宣传等工作,每组各设小组长1名。

(一)围手术期管理护理专业组组织管理架构图(图2-1)

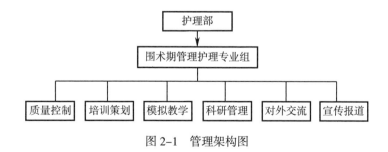

图 2-1 管理架构图

(二)围手术期管理护理专业组工作职责

1. 加强自身学习 不断探索学习围手术期管理护理新理念、新方法,促进病人快速康复。按要求参加围手术期管理护理专业小组的各种培训和专题讨论,熟练掌握术前准备、评估、交接、麻醉、术中监护、术后护理及康复护理等各项护理理论及操作技能,以帮助病人获得最佳的手术治疗效果。

2. 设定工作标准 加强围手术期处置标准化、规范化建设,制定围手术期护理工作标准流程,完善相关制度及操作规范,完善围手术期质量管理体系。

3. 开展培训工作 指导和帮助本科室护理人员参与围手术期手术管理护理工作,指导正确实施围手术期护理,降低病人围手术期并发症发生率和死亡率。指导实习护士、护理员、卫生员、病人和家属共同参与围手术期管理。

4. 进行质量控制 树立围手术期质量管理参与意识,强化服务意识和风险意识,调动内在积极性,并积极向流程导向管理模式转变。

5. 开展护理科研 积极参与实施围手术期护理科研、技术革新计划,构建围手术期管理护理体系。

三、围手术期管理护理专业组成员资格认定流程

(一)专业组成员推荐资格

围手术期管理护士必须同时具备以下条件:

1. 具有有效期内的护士执业资格证书。

2. 持护理大专学历者要求从事本专科临床护理工作 5 年以上;持护理本科学历者要求从事本专科临床护理工作 3 年以上;持护理硕士研究生学历者要求从事本专科临床护理工作 2 年以上。

3. 通过相关行政部门卫生专业技术职务评审,取得护师或以上资格证书。

4. 有丰富的专科知识,较强的临床技能,掌握本专科围手术期护理技术与工作流程。

5. 沟通能力强,有一定的组织能力和授课能力,能在护士长的指导下组织本科室护士业务学习。

6. 近 2 年在正规刊物公开发表论文 1 篇以上。

(二)专业组成员的资格认定

满足以上条件者积极申报,由护理部对围手术期管理专业护理小组成员进行资格认定。

1. 资格初次认定

(1)个人提出申请,并填报围手术期管理护士申请表;

(2)病区审核推荐;

(3)护理部培训、考核;

(4)考核合格后,护理部颁发围手术期管理护理专业小组资格证;

(5)有效期 2 年。

2. 资格继续认定

（1）初次期满 2 年；

（2）积极参加小组培训,培训参与率≥90%；

（3）积极组织本科室成员开展工作,在院内或科内组织围手术期相关知识授课≥2 次 / 年；

（4）围手术期管理护理专业组定期组织对小组成员的培训和考核,连续2 次考核不合格（考评得分≤80 分）或科室发生人员异动,科室重新推荐成员,经培训、考核合格后护理部颁发证书。

3. 围手术期管理护理专业组成员资格认定流程见图 2-2。

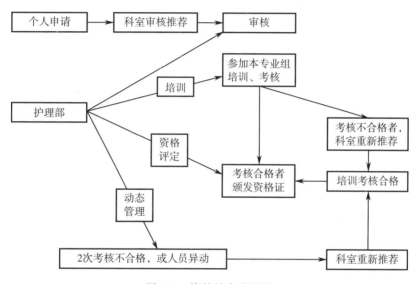

图 2-2　资格认定流程图

第二节　围手术期管理护士的培训

围手术期是外科治疗中的关键阶段,在现代外科学广度和深度得到快速发展、新的医学模式和现代护理观确立的同时,围手术期护理理论和实践必须不断深入、细化和日益完善才能保障围手术期病人护理安全、提高护理品质。因此,作为围手术期管理护士,不仅要热爱护理学专业,秉承全心全意为人类健康服务的思想,更要着眼围手术期管理护理的发展趋势,学习前沿的理论知识和专业技术,注重人文素质的培养,不断提高围手术期管理护士的护理水平和人文水平。

一、理论培训方法与要求

1. 掌握与围手术期护理相关的生命科学、行为科学、社会科学等基础知识和基本科学方法。

2. 了解围手术期护理的相关进展

（1）公共基础及专业基础课程包括循证护理、统计学、教学基础、护理教育学、护理管理学等。

（2）专业课程

1）术前准备：病人生命体征、营养、皮肤、呼吸道、消化道护理的护理理论,备皮、合血、抗菌药物过敏试验、插胃管、清洁灌肠、留置导尿等相关操作技能,以及术前心理疏导的方法、术中药物准备等。

2）术中护理：手术室环境管理、术中安全核查、麻醉前沟通、术中输液输血、压疮风险评估及预防、手术体位安置、保温护理、病人转运、外科手消毒、术野皮肤消毒、铺无菌巾、手术器械的管理、无菌器械台的建立、手术用物的清点及完整性检查,锐器传递、无瘤技术等术中相关操作技能以及护理伦理在手术过程中的应用等。

3）术后护理：体位管理,伤口、管道、呼吸道、营养、水电解质管理,生命体征监测,疼痛评估与控制,并发症预防,功能锻炼,心理护理及沟通交流等护理理论及相关护理操作技能。

相关理论知识学习以院内讲座、科内讲座、学术会议、继续教育课程班、脱产中长期教育、自学等形式实现。

（3）关注快速康复发展动态,学习快速康复理论相关知识。

（4）通过开展学习报告会,制定健康教育计划,指导撰写个案、综述、学术论文等进行总结,促进学习和交流,参与临床护理科研进行循证护理。

二、实践培训方法与要求

1. 掌握围手术期护理工作流程,如术前、术中、术后护理及交接流程并正确实施。

2. 采取情景模拟、视频教学等方式指导相应的护理方法和技能。

3. 提高护士发现和分析问题的能力,有针对性地为病人制定护理计划和实施护理措施。

4. 熟练掌握急危重症手术病人的救治原则、抢救流程和生命支持技术。

5. 能正确熟练地使用和管理各种常用仪器,掌握报警原因和处理方法。

6. 掌握手术室的各项消毒隔离技术。

三、人文素质的培训与要求

1. 知识是素质的基础、能力是素质的表现,在学习医学知识以外,加强对中国传统文化、国内外医学发展史、哲学、文学及其他社会知识的学习及艺术兴趣的培养。

2. 加强礼仪培训,行为举止得体,用优美得体的外在表现体现护士的内在素质。

3. 提高文学修养,培养口语和书面语言表达能力,能明确地表达专业知识和学术观点。

4. 树立良好的职业思想,能在全心全意为病人服务的思想指导下,在护理实践中关爱病人。

第三节　围手术期管理护士的工作定位

一、围手术期管理护士的角色

围手术期管理护理问题复杂多变,有突发性或病情演变急、危、重的特点,这些特点对围手术期管理护士的综合素养提出了更高的要求。

围手术期管理护士在护理实践中应始终以人为本,不仅需要帮助和护理病人,还需要提供健康教育和指导服务。围手术期管理护士扮演的角色主要有:

1. 管理者　围手术期管理护理包括术前、术中和术后三个关键环节,直接关系到病人手术安全和术后的恢复情况。作为管理者,围手术期管理护士必须完善病人术前准备,缓解病人身心压力,备齐术中所需用物;术中加强风险防范,落实安全核查,改善手术环境;术后稳定病人生命体征,加强监护护理,处理应急事件,降低感染风险,预防术后并发症,促进病人康复。三个环节环环相扣,围手术期护理的质量保障需要围手术期管理护士有组织有计划的安排,沉着迅速地应对。

2. 沟通和协调者　沟通是每一位护士应具备的基本素质,围手术期管理护士应具备更高的沟通能力与沟通技巧,与病人进行沟通时,能根据专业理论知识,用通俗易懂的语言耐心细致地解释手术的方法、手术体位、过程,向病人说明麻醉目的、方法和效果,以及配合麻醉的注意事项。及时与病人互动,告诉其手术的必要性,对术后怕影响生活质量者,权衡手术的利弊,实事求是、恰当地解答病人的问题。通过语言、动作等指导病人配合护士做好术前准备,同时在此过程中了解病人的心理状况,给予针对性的心理护理,以消除病人心中顾虑。

3. 教育者 围手术期管理护士需要运用自身专业知识、科学的指导方法对病人围手术期的各个阶段进行针对性的健康教育,耐心细致地解答病人及家属的问题,解除病人心中疑虑,让病人对手术的过程和预后有初步的了解,树立健康信念。此外,围手术期管理护士还承担实习护士的临床教学工作,为学生提供一个良好的学习环境和教育氛围,指导学生正确实施围手术期护理。

4. 研究者 围手术期管理护士在业余时间需要大量阅读专业书籍及文献,丰富知识体系,从而有效指导自身临床护理实践。积极参加学术交流,学习新的护理理念和护理技术,以优化围手术期管理流程与方法,提高围手术期护理质量。努力投身护理科研实践,积极撰写科研论文,申请专利和开展医疗护理新技术,积极推动护理事业的发展。

5. 学习者 随着人类对疾病的重新认识,解剖学、生理学、病理学得到越来越深入的探究,各学科不断融合,外科领域治疗疾病的新手术不断拓展,新技术、新手术和高难度手术开展得越来越多,而护理理念和知识也在不断更新,护理技术日新月异,这些都要求围手术期管理护士必须与时俱进、更新观念、拓宽学习渠道、加强对外交流,不仅要夯实理论基础、强化护理技能,还要掌握心理学、伦理学、社会学、外语、计算机等知识,不断完善自己以适应现代护理发展的需要。

二、围手术期管理护士的岗位职责

1. 胜任本职工作 参与临床,完成每班护理工作。

2. 做好安全交接 完善术前核查,与手术室工作人员进行有效沟通,确保病人能安全、及时进行手术。手术结束后,做好病人术后交接护理工作,促进病人快速康复。

3. 开展健康教育 结合专科特点,协助护士长制作本科室病人围手术期健康教育手册,并根据专科的发展动态及时修订与补充,为本科室病人提供教育咨询服务。

4. 制定临床护理路径 根据专科病种及循证护理方法,协助护士长制定专科不同病种围手术期临床护理路径,使围手术期护理工作有序开展。

5. 完善制度流程 完善围手术期管理专业组各项规章制度及护理工作流程,为本科室护士提供咨询服务,指导本科室护理人员进行有效的围手术期护理,以推动围手术期护理工作的全面发展。

6. 开展科室培训 协助护士长定期对本科室护士进行有关围手术期护理相关知识和技能培训,带动提高本科室护士围手术期管理护理水平。

7. 指导护生学习 协助护士长开展本科室临床带教工作,指导学生正确实施围手术期护理。

8. 开展护理科研　建立健全本科室病人围手术期管理数据库(个案、图片、量表),积极协助护士长开展围手术期护理科研工作。

9. 内外交流学习　积极按时参加围手术期管理护士工作组的各项活动及院内和院外的交流学习,及时了解本医院及国内外当前围手术期管理护理新理念、新技术和新方法,保障工作组的有效运行。

10. 及时反馈改进　协助护士长监督和管理本科室病人围手术期护理工作,及时有效地收集护理人员和病人对本科室护理工作的意见,进行有效反馈,及时采取措施改进方法,解决护理实际问题。

第四节　围手术期管理护士的素质要求

随着社会、经济、科学技术的发展,在医疗改革稳步推进的形势下,加强医护人员素质的培养显得尤为重要。在外科治疗的围手术期,病人心理压力增大,医疗风险集中,要帮助病人更好地调节身心状态,保障病人围手术期的安全舒适,围手术期管理护士需对自身的综合素质提出更高的要求。

1. 良好的人文素质　具备良好的人品和高尚的情操,在护理工作中坚持"以人为本"的护理理念,尊重病人、关心病人、理解病人。要求围手术期护士仪表文雅大方,举止端庄稳重,着装整洁美观,对病人富于爱心、责任心、同情心。给予病人更多的关爱能使护患之间建立良好的信任,建立融洽的护患关系,有利于护士更深入地了解病人;在护理工作中树立起"我的病人我负责"的责任意识,培养"我为病人负好责"的职业素养;保持对病人的同情心,在护理过程中体会病人希望解除病痛的迫切心情,加深与病人的交流,以提供正确合理的护理措施。

2. 精湛的护理技术　掌握扎实的专业基础知识,熟练的临床技能,开阔的临床思维。医学博大精深,既有前辈丰厚的理论沉淀和经验积累,更有不断发展的新技术、新理论。围手术期病人病情多样,变化快,更要求围手术期管理护士具备扎实、广博的专业基础知识,并要不断更新知识储备。熟练的护理技能对于围手术期管理护士更为重要,围手术期护理操作相对集中,关键的护理操作与病人的预后有直接关系,护理风险大。而护理技能是逐步提高的过程,需要以扎实的理论为基础,勤学苦练,在复杂的临床实践中沉着应对,锻炼和提高临床护理技能。

3. 学习创新的能力　护理学科的高速发展,新知识、新理论、新方法的不断完善,要求临床护士具备学习、创新的能力。在临床护理实践中,带着疑问和思考,发掘护理工作中的盲点,通过文献检索阅读相关文章增加知识,通过参加各种学术交流了解最新动态,以循证依据为基础,合理地提出新理论、新观点,解决工作中的疑难问题。

4. 良好的沟通能力 围手术期病人的病情不断变化,护理问题集中,治疗效果不同,不同病人所能承受的心理压力、经济能力都不尽相同,这些都要求围手术期管理护士具备良好的沟通能力,及时了解病人的病情变化和心理状况,及时有效地给予病人身心全方位的支持。医学是一门复杂的科学,每一种疾病,每一个病人往往需要医护间、医患间的通力合作才能攻克难关,因此,需要护士掌握沟通技巧,具备良好的沟通能力以建立良好的医护关系、护患关系。

5. 良好的身心素质 围手术期管理护士应具备强健的体魄和充沛的精力,以适应快节奏的围手术期护理工作。具备健全的心理素质,能正确地评价自己,对自己准确判断及定位,随时调整情绪,始终保持谦虚、进取的精神。培养自己良好成熟的心态、坚定的信念、处变不惊的心理素质,从容应对复杂的病情和各种突发事件。

6. 法律知识和自我保护意识 在当今法制日益完善的社会中,病人已不仅仅满足于接受治疗。当医疗费用高,疗效差时,很多病人及家属无法接受,导致法律诉讼。医疗纠纷需要举证倒置,因此,护士需加强对自身的保护,客观真实地书写护理记录,及时观察、报告病情变化,并予以有效正确处理。

第三章 围手术期护理的质量管理

第一节 围手术期管理质量标准

一、术前宣教质量标准

1. 规范宣教内容　进行术前宣教时,要求护士言语规范,表达清晰;仪表端庄,着装整齐;术前宣教资料齐全、护士全面掌握宣教内容,向病人及家属宣教。

2. 鼓励病人及家属参与　使病人或家属了解将进行的手术的名称和部位,告知病人术前一般情况(如生命体征、意识状态、各项辅助检查、术前药物应用情况、营养状况、管道情况等)对本次手术的影响和意义。

3. 指导适应性训练　督促术前(2周)戒烟,指导正确的咳嗽、咳痰方法,训练床上大小便等。

4. 正确实施术前准备　对相应的治疗进行解释,缓解病人紧张焦虑的心理;告知其贵重物品、特殊物品(如义齿)妥善保管。

二、术前评估及术前准备质量标准

术前评估及术前准备是围手术期质量管理体系的重要组成部分和基础环节,关系到手术能否顺利进行和治疗的成败。随着老龄社会的到来,伴有心血管疾病、糖尿病等慢性病的手术病人日趋增多,术前评估及术前准备需要更多地关注病人复杂的身心问题和完善细节,以满足病人的需求,适应医疗模式转变的需要。且在实际临床护理工作中,病人术前准备的内容及参与准备的人员都较多,术前准备不充分易导致缺陷的发生,不仅影响手术如期进行和手术效果,而且容易发生意外和纠纷。因此,完善的术前准备可以帮助病人以最佳的状态接受手术,安全度过手术的全过程。

1. 术前评估

(1)生命体征:体温、脉搏、呼吸、血压等是否在正常范围内。

(2)疼痛耐受:了解病人对疼痛的耐受情况,采用简易疼痛评估尺进行疼痛评估。

(3)意识状况:病人意识是否清醒。

(4)各项辅助检查:三大常规、血型、交叉配血试验、凝血功能、心肝肾功能、影像学及心电图等检查结果是否完善。

（5）术前用药：术前降压、降糖；了解并记录易导致病人围手术期发生不良反应的特殊药物的应用情况，如抗凝剂、抗菌药、镇静、安定类药物、利尿药、抗心律失常、甾类化合物等。

（6）营养状况：采用简易营养评估法进行评估，是否有发生压疮等的危险。

（7）管道情况：病人是否有导尿管、胃肠管、PICC 等各种管道，管道是否处于通畅、有效状态，是否存在导管滑脱的危险。

（8）特殊状况：病人有无心脏起搏器、义肢、义眼等；有无先天残疾或基础性疾病史，如心、肝、肾病史。

（9）焦虑程度：必要时采用焦虑自评量表评估病人焦虑程度。

（10）睡眠状况：评估病人的睡眠情况。

2. 术前准备

（1）病人确认：至少采用两种以上（姓名、住院号等）方式对病人身份进行确认，病人是否系手术标识腕带。

（2）肠道准备：遵医嘱禁食、禁饮。

（3）药物试验：了解药物过敏史，进行术中使用抗生素的皮试。

（4）除去饰物：除去义齿、首饰等物品。

（5）正确备皮：进行术前正确备皮，备皮时间以尽可能接近切开皮肤时间为标准。

（6）术前备血：正确估计出血量，足量备血。

（7）病人参与：使病人或家属了解将进行的手术名称和部位，并由其证实病人身份、手术名称及手术部位标记正确。

为了降低术前准备不良事件的发生，根据临床经验和实际护理工作需要，特制定术前准备核查单（表 3-1）；

表 3-1　术前准备核查单

姓名 _____　性别 _____　年龄 _____　科别 _____　床号 _____　住院号 _____
手术日期 _____　拟行手术名称 _____

	核对内容	病房护士核对	手术室护士核对
病人身份核对	腕带核对	□有　□无	□有　□无
	手术部位标识	□有　□无	□有　□无
	医保	□有 ____　□无	□有 ____　□无
	当前余额	____元	____元

续表

核对内容		病房护士核对	手术室护士核对
术前准备情况	术晨体温	____℃	□是　□否
	首饰、义齿等	□取下　□未取下	□取下　□未取下
	遵医嘱禁食禁饮	□有　□无	□有　□无
	月经期（女病人）	□是　□否	□是　□否
	压疮护理	□有　□无	□有　□无
	血液体液隔离	□有　□无	□有　□无
	管道情况	□导尿管　□胃肠管 □胸腔闭式引流管 □静脉输液管 （药名 ___ 速度 ____ ） □其他 ____	□导尿管　□胃肠管 □胸腔闭式引流管 □静脉输液管 （药名 ___ 速度 ____ ） □其他 ____
	术前备皮	执 行 者 _____ 执行时间 _____	□是　□否
	术前合血	执 行 者 _____ 执行时间 _____	□是　□否
	术前灌肠	执 行 者 _____ 执行时间 _____	□是　□否
带入手术室物品	病历	□手术同意书　□麻醉签字单 □心电图　□B超　□血常规 □生化凝血　□医嘱单	□手术同意书　□麻醉签字单 □心电图　□B超　□血常规 □生化凝血　□医嘱单
	血账单	□有　□无	□有　□无
	影像资料	_____ 张	_____ 张
	手术带药	药名 _____　药量 _____	药名 _____　药量 _____
		病房护士签名： 时间：__年__月__日__时__分	巡回护士签名： 时间：__年__月__日__时__分

药物使用	皮试	术前 30 分钟	手术前用	术中用
药名				
浓度				
剂量				
用药结果 （有无过敏等不良反应）				
核对者 核对时间				
执行者 执行时间				

病区核对：　　　　　　手术室核对：　　　　　　手术室巡回护士签名：

注：

1. 病区及手术室核对者共同对以上内容相互核对，不漏项，核实正确的在□内打"√"，不需要执行的项目用"／"标注。

2. 术前准备情况请根据专科要求核查相应内容。

附：术前评估及术前准备质量标准（表 3-2）

表 3-2　术前评估及术前准备标准

科室　　　考核日期：　　年　　月　　日　考核者：　　　得分

	质量标准要求	床	床	床	床	床
术前评估及术前准备	评估病人的健康史、身心状况、睡眠情况					
	了解病人诊断及手术、麻醉方式等					
	评估生命体征					
	评估病人发生压疮风险					
	评估管道情况					
	病人确认：身份、手术部位					
	除去物品：除去义齿、首饰等物品					
	肠道准备、用药、术前检查结果确认					

续表

质量标准要求		床	床	床	床	床
术前评估及术前准备	术前正确备皮：备皮时间以尽可能接近切开皮肤时间为标准					
	术前备血：是否已行术前备血					
	其他特殊术前处置，如灌肠、术中备药					
		/11	/11	/11	/11	/11

问题概要描述：

备注：

（1）该考核标准适合于评价单个病人。

（2）随机抽查 5 名手术病人，对每名病人相关内容进行逐条考核，符合者在相应栏内打"√"，否则打"×"，每个病人结果"√"数 ≥ 10 个为达标，否则为不达标。

（3）考核方式：通过查病历、访谈病人及家属、访谈责任护士等方式考核。

（4）计分方式：病区得分 = "√"总个数 /（11×5）×100。

三、术前交接质量标准

术前病房与手术室护士细致全面的交接，不仅使手术室护士充分了解病人病情及身心状态、用药情况、术前准备完成情况、术中物品药品准备情况，也是保障病人术中护理安全，使手术顺利开展的重要环节。术前病人交接质量标准包括：

1. 落实交接制度，交接登记本或交接单填写正确，无漏项；

2. 术前宣教到位，病人贵重物品及特殊物品数目清楚，妥善保管；

3. 抗菌药物皮试时间、结果准确记录且在有效期内；

4. 术中用药准备齐全；

5. 建立有效的静脉通道，术前完成合血并签字；

6. 执行术前针并签字；

7. 手术部位皮肤准备符合要求；

8. 手术部位标识正确规范；

9. 病人身份正确，手腕带佩戴规范，且信息正确；

10. 全身皮肤交接；

11. 各种管道标识清楚；

12. 影像资料和病历准备齐全；

13. 住院费用充足。

附：术前交接质量标准（表3-3）

表3-3　术前交接质量标准

病区：　　　　考核日期：　　年　　月　　日　考核者：　　　　得分

项目	标准要求	结果评价				
		床	床	床	床	床
制度落实	交接登记本填写正确、无漏项					
术前宣教	术前宣教资料齐全、护士全面掌握宣教内容，并向病人及家属宣教					
	饮食习惯指导、根据手术台次正确实施胃肠道准备要求					
	适应性训练：督促术前（2周）戒烟，指导正确的咳嗽、咳痰方法，训练床上大小便等					
	重要脏器功能评估：血压、血糖、呼吸功能、感染控制、肝肾功能					
	正确实施病人心理准备，包括相应的治疗和解释					
	宣教贵重物品、特殊物品（如义齿）妥善保管并在交接时确认					
用药用血安全	①掌握术前抗菌药皮试有效时间要求；②皮试时间、结果准确记录；③非皮试执行人交接病人前确认并签字；④有长期医嘱的免试医嘱确认正确；（一项缺陷即打"×"）					
	知晓术中抗生素使用要求；根据医嘱术前备药					
	建立静脉通道；落实术前合血并签字					
	术前针及时执行并签名；执行术前针时保护病人隐私					
安全核查	确认术野备皮符合要求					
	确认手术标识正确					
	确认病人床号、姓名、腕带、标识正确规范					
	检查全身皮肤情况并做好交接					
	确认各种管道标识清楚					

续表

项目	标准要求	结果评价				
		床	床	床	床	床
用物资料准备	核实住院费用					
	准备影像资料及病历					
得分		/18	/18	/18	/18	/18

备注:

（1）该检查标准适用于手术科室,请各位检查小组成员按统一标准检查。

（2）随机抽查5名当日手术病人或已完成手术病人,符合者在相应栏内打"√",否则打"×"。每个术后病人结果"√"数≥16个为达标,否则为不达标。

（3）检查形式:通过现场查看运行病历、床旁查看及访谈责任护士和病人等考核方式。

（4）计分方式:病区得分="√"总个数/（18×5）×100。

四、术中护理质量标准

随着医学模式的转变和整体护理的开展,术中护理不仅需要手术护士配合麻醉医师和手术医师完成外科手术,保障术中安全;还需要手术护士充分了解每一位病人的需求,通过细微之处体现人性化护理。

1. 术中环境

（1）手术间温度湿度适宜,符合标准;

（2）术前手术间物体表面清洁、无污迹,空气净化达标;

（3）手术间电路正常,光照达标。

2. 术中用物

（1）氧气、氮气等各种气体压力正常、无泄漏,能安全使用;

（2）负压吸引管道通畅,压力正常;

（3）手术所需仪器设备准备齐全、功能正常,处于安全备用状态;

（4）手术器械及各种无菌用物包装完整、达到灭菌要求、在有效期内、数量充足,能够满足手术需要。

3. 术中用药

（1）大输液药品定点、定位、放置有序;

（2）消毒剂、外用药等分类放置、标签醒目,专用容器、专柜放置、专人保管;

（3）急救药品备用状态,定点放置、定品种、定数量;

（4）合理选择静脉,建立有效的静脉通路;

（5）正确、及时、有效使用预防性抗菌药物;

（6）术中正确执行口头医嘱。

4. 术中感染预防

（1）进入手术室的人员严格按照手术室要求着装；

（2）手术室分区明确，标识清楚，严格按照洁净手术室要求做到洁污分流；

（3）严格执行无菌技术，医护人员严格按照《医务人员手卫生规范》进行外科手消毒；

（4）严格控制手术室参观人员，加强进修、实习人员管理；

（5）提高术中护理配合能力，避免手术时间延长导致创面细菌数量增加；避免出血、麻醉时间延长，导致机体免疫力下降增加感染的机会；

（6）连台手术之间对手术间充分消毒，确保手术间物体表面和空气细菌浓度达到标准；

（7）严格做好手术间日消毒清洁及周清洁；

（8）按照管理要求定期对洁净空调系统做好消毒清洁或更换，定期检测室内空气、物体表面的细菌浓度。

5. 术中安全护理

（1）三方核查：手术麻醉前、切皮前、离开手术室前，手术医生、麻醉医生和手术护士对病人身份、手术部位、手术方式、术前准备、影像学资料等进行有效核查；

（2）体温管理：麻醉开始前 30 分钟至麻醉结束后 15 分钟，保持病人中心体温 ≥ 36℃，需要局部降温的特殊手术执行具体专业要求；

（3）导尿管的管理：在病人全身麻醉后插入导尿管，严格执行无菌操作技术；术中保持集尿袋低于膀胱；记录术中尿量，导尿管上应标记插入的时间和日期；

（4）手术体位及体位用具的使用安全：按照充分暴露手术野和尽量保持病人麻醉后的正常解剖位置和生理功能的原则选择手术体位。根据不同类型手术，选择合适的模型垫、支架等体位用具对病人进行防护，使用约束带固定肢体，松紧适宜，避免手术病人皮肤软组织、神经、肢体等受到损伤；

（5）手术植入物安全管理：对植入物名称、规格、型号、编号、灭菌方式以及灭菌日期等相关内容进行核对并记录；

（6）术中输血：术中对病人出血量进行正确评估，及时正确使用血制品；

（7）标本安全管理：妥善保管手术中切下的任何组织，防止遗失。病理标本正确处理，及时登记送检；

（8）病情观察：术中密切关注手术医生的操作，观察病人生命体征的变化，及时发现问题，配合麻醉医生用药、输液、输血，确保病人生命安全；

（9）手术配合：洗手护士明确不同专科手术操作步骤，护理配合默契；

（10）手术物品的清点：手术开始前、关闭体腔前、关闭体腔后、皮肤缝合后对手术器械（缝针、刀片等）、敷料（纱布等）的数量及完整性进行核查，防止异物遗留体腔。

6. 术中护理记录

（1）完整、准确：书写内容、关键时间与医疗文件一致；

（2）及时、有效：客观反映病人病情及护理措施，体现专科护理特点。

7. 术中人性化护理

（1）心理疏导：从专业角度对病人的疑问予以相应的解释，安慰、陪伴病人，缓解病人紧张情绪，让病人感到安全；

（2）采用安全、舒适的体位，避免病人因躯体不适导致的紧张；

（3）以病人为中心，尊重病人的人格；

（4）保护病人的隐私。

附：术中护理质量标准（表3-4）

表3-4　术中护理质量标准

考核者：　　　考核日期：　　　年　　月　　日　　　　　得分

项目	标准要求	结果评价				
		床	床	床	床	床
用物评估	手术间仪器设备能够满足手术需求、配件齐全、功能完善，体位摆放用物合适					
	手术器械、敷料、一次性用物、特殊手术用物处于无菌状态，符合手术要求					
	气体、负压吸引管道通畅，压力正常，无泄漏					
	药物品种齐全，无过期、变质，分类摆放					
环境评估	手术间整齐、清洁、用物摆放符合要求，医疗垃圾分类符合规范标准					
病人评估	核对病人姓名、年龄、病室、床号、住院号、手术名称、手术部位、影像片子等随身携带物品					
	评估病人术前准备：禁食禁饮、术前用药、抗生素、皮肤准备、手术同意书、麻醉同意书、输血同意书、合血单、血型					
	评估病人一般情况：各项检查结果、过敏史、既往史以及全身皮肤情况					
	心理状况：是否紧张、焦虑、恐惧					

21

续表

项目	标准要求	结果评价				
		床	床	床	床	床
手术实施	心理护理:热情接待、亲切交谈、关心体贴,减轻病人的心理压力					
	静脉输液:操作程序规范,无菌观念强,穿刺一次成功					
	麻醉配合:氧气管、吸引管通畅,主动配合摆放各种麻醉体位及意外情况的抢救					
	手术体位:体位摆放正确,体位垫清洁(一人一换)、有避免损伤病人皮肤、神经等的措施					
	护理书写:规范、及时、准确,无涂改、无漏项,标本标签书写准确					
	清点器械、敷料:严格实施手术用物双人面对面4次清点,手术器械完整,功能完好;数量清点准确					
	术中配合:配合手术医生、洗手护士穿无菌衣,工作主动,操作规范					
	手术安全核查:麻醉开始前、连接仪器前、病人离开手术间之前手术医生、麻醉医生、巡回护士一起实施三方核查					
	仪器使用:操作、连接正确,负极板贴放正确,了解常见故障的原因及排除方法					
	术中病情观察:了解循环系统与呼吸系统的情况,配合工作积极主动,观察输血输液情况,无血液、液体外渗及外漏					
	主动关注手术进展,及时准确提供手术所需物品,主动指导洗手护士操作					
	术中手术间管理:地面及仪器设备表面无污渍、血迹,手术间内工作人员着装符合要求、无过多的参观人员,手术间门处于关闭状态,随时整理污染敷料					

续表

项目	标准要求	结果评价				
		床	床	床	床	床
手术实施	执行医嘱:严格执行三查七对,药物剂量使用、配制方法正确,及时告知麻醉医生药物使用情况,协助观察用药反应,术中使用抗生素准时,并签名					
	交接班:器械、病情、病人皮肤、病人用物、麻醉手术情况、特殊用物交接清楚					
	送病人回病房:病人衣裤整洁、无潮湿,体表无血迹、输液通畅、管道标识清晰					
	术后料理:补充无菌物品和液体,用物归位,垃圾分类处理,湿抹平面,仪器设备无污迹、正确关闭电源、整理保管好各连线和配件					
	消毒隔离:术后根据病人情况指导工人消毒处理手术间物品及地面,特殊感染手术采取恰当的隔离措施					
	工作态度:工作程序清楚、有条理、坚守岗位,短暂外出告知去向,手术间内不闲聊及接听手机					
得分		/28	/28	/28	/28	/28

备注:

(1)该检查标准适用于手术间,请各位检查小组成员按统一标准检查。

(2)随机抽查5名当日手术病人或已完成手术病人,符合者在相应栏内打"√",否则打"×"。每个术后病人结果"√"数≥25个为达标,否则为不达标。

(3)检查形式:通过现场查看运行病历、术中查看等考核方式。

(4)计分方式:病区得分="√"总个数/(28×5)×100。

五、术毕护理质量标准

评价病人手术过程结束后,巡回护士和麻醉师护送其回麻醉复苏室或病房前病人的护理和安全状况,转出处置符合以下要求:

1. 输液安全　动静脉管路通畅,输液无渗漏,特殊用药有药名和浓度标识;

2. 管道安全　各种管道有标识并固定良好、引流通畅;

3. 体表清洁　体表无血迹、污迹,病人衣裤干净、穿着整齐;

4. 记录完整　手术护理记录单、医嘱单、输血单、交接班本记录完整;

5. 标本安全　标本安全管理,送检及时。

附:术毕护理质量标准(表3-5)

表3-5　术毕病人护理质量标准

科室:　　　　考核日期:　　年　月　日　考核者:　　　得分:

质量标准要求	结果评价				
	床	床	床	床	床
动静脉管路通畅,有穿刺时间标识,特殊药物有药名和浓度标识					
各种管道有标识并固定良好					
病人体表无血迹、污迹,伤口敷料是否干燥、固定					
病人全身皮肤软组织完好无损					
病人衣裤干净、穿着整齐					
手术护理记录单、手术安全核查单、医嘱单、输血单、交接班本记录完整					
病人资料及随身携带物品齐全					
得分	/7	/7	/7	/7	/7

备注:

(1)该考核标准适合于评价单个手术后病人。

(2)每个病房随机抽查5位术后病人,对每项逐条考核,完全符合者打"√",否则打"×"。每个术后病人结果"√"数≥6个为达标,否则为不达标。

(3)该项指标达标率为本次考核达标数/本次考核总数。

(4)考核方式:通过现场查看手术后病人及走访病房责任护士了解最近一位手术后病人的术后护理情况。

(5)计分方式:病区得分="√"总个数/(7×5)×100。

六、术后交接质量标准

评价病人手术过程结束后,病人至病区时病区护士接待符合以下要求:

1. 详细评估　及时了解病人病情,详细评估病人术后状况;

2. 记录规范　落实交接制度,交接登记本(或交接单)和护理记录应及时、准确、真实、完整;

3. 保护性约束　病人体位和肢体约束方法正确、舒适,皮肤无压痕;

4. 管道安全　各种管道标识清楚、固定良好、引流通畅;

5. 物品交接　病人贵重物品及特殊物品数目清楚,影像资料和病历妥善保管;

6. 治疗安全　交接术中用药、输血等特殊治疗情况。

附：术后病人复苏室交接质量标准（表 3-6）

表 3-6 术后复苏室病人交接质量标准

科室： 考核日期： 年 月 日 考核者： 得分：

质量标准要求	结果评价				
	床	床	床	床	床
固定病床					
接心电监护					
交接动静脉管路及特殊药物					
交接各种管道					
查看病人全身皮肤情况					
交接病人随身携带用物，如影像片子、病历及其他特殊物品					
得分	/6	/6	/6	/6	/6

备注：
（1）该考核标准适合于评价单个手术后病人交接质量。
（2）每次随机抽查 5 位术后送复苏室的病人，对每项逐条考核，完全符合者打"√"，否则打"×"。每个术后病人结果"√"数 ≥ 5 个为达标，否则为不达标。
（3）该项指标达标率为本次考核达标数 / 本次考核总数。
（4）考核方式：通过现场查看手术后病人交接情况。
（5）计分方式：病区得分 = "√"总个数 /（6×5）×100。

附：术后病人病区交接质量标准（表 3-7）

表 3-7 术后病人病区交接质量标准

科室： 考核日期： 年 月 日 考核者： 得分：

质量标准要求	结果评价				
	床	床	床	床	床
病人返回病区时主动接待					
手术医生、麻醉医生、围手术期管理护士、护工共同将病人安全转移至病床					
核对病人身份，呼唤病人姓名，观察病人意识状态					
予心电监护了解病人生命体征					
了解手术方式及麻醉方式，交接术中 / 术后复苏室特殊情况					

续表

质量标准要求	结果评价				
	床	床	床	床	床
交接病人随身携带物品,责任护士在交接班本及手术护理记录单上签名					
调节输液速度、观察输液部位是否有肿胀					
查看引流管的类型、位置,妥善固定引流袋并观察引流是否通畅					
检查病人全身皮肤情况					
协助病人采取适当卧位,根据需要适当约束					
得分	/10	/10	/10	/10	/10

备注:

（1）该考核标准适合于评价单个手术后病人。

（2）每个病房随机抽查 5 位术后病人,对每项逐条考核,完全符合者打"√",否则打"×";

每个术后病人结果"√"数≥9 个为达标,否则为不达标。

（3）该项指标达标率为本次考核达标数 / 本次考核总数。

（4）考核方式:现场查看术后病人的交接。

（5）计分方式:病区得分 = "√"总个数 /（10 × 5）× 100。

七、术后护理质量标准

评价病人手术结束后到病房时的护理质量,反映病房护士对术后病人实施护理的水平,优质的术后护理是保障病人快速康复、减少并发症的重要环节。

1. **落实基础护理** 保持床单位平整、舒适,体表无血渍、污渍,伤口敷料干燥清洁,无明显渗血渗液,生活护理满足病人需要;

2. **基本技能熟练** 熟练掌握护理基本技术和专科技术操作（如心肺复苏术、负压吸痰、气囊辅助呼吸、监护仪、除颤仪、呼吸机、镇痛泵等）,以保证护理安全及抢救效果;

3. **有效实施约束** 保持病人体位和肢体约束方法正确、舒适,皮肤无压痕;

4. **管道护理正确** 了解气管插管拔管指征,有预防各类导管脱落的措施,各类导管引流通畅、输液无外漏;

5. **抢救仪器备用** 病人床旁常规或抢救仪器设备及用物完好备用,如心电监护仪、气囊、呼吸机、吸氧装置、负压装置、输液泵等;

6. **及时实施抢救** 术后对病情变化评估准确及时,实施救治措施迅速;

7. **掌握用药知识** 对常用药及抢救药品作用、使用方法、副作用和使用注意事项等熟练掌握,以保障用药安全;

8. 落实核心制度 严格执行医嘱制度、查对制度、值班交接班制度,落实床头交接班,保障病人护理安全;

9. 护理记录准确 护理记录及时、准确、真实、完整;

10. 并发症防治措施得当 无窒息、压疮、烫伤、冻伤、坠床、跌伤等因护理不当引起的并发症;

11. 及时有效沟通 加强与病人及家属的有效沟通,取得其对治疗、护理的配合;

附:术后护理质量标准(表3-8)

表3-8 术后病人护理质量标准

科室: 考核日期: 年 月 日 考核者: 得分:

质量标准要求	结果评价				
	床	床	床	床	床
落实基础护理,床单位平整、舒适,体表无血渍、污渍;伤口敷料干燥清洁,无渗血渗液					
生活护理满足病人需要					
正确实施基本护理技术和专科技术操作,保证护理安全					
保持病人功能体位,肢体约束方法正确、舒适					
正确实施管道护理,预防各类导管脱落,保持引流通畅,掌握拔管指征					
对病情变化评估准确及时,救治措施迅速					
熟练掌握常用药及抢救药品作用、使用方法、副作用和使用注意事项以保障用药安全					
并发症防治措施得当,无窒息、压疮、烫伤、冻伤、坠床、跌伤等护理不当引起的并发症					
加强与病人及家属的有效沟通,取得其对治疗、护理的配合					
护理记录及时、准确、真实、完整					
得分	/10	/10	/10	/10	/10

备注:

(1)该考核标准适合于评价单个手术后病人。

(2)每个病房随机抽查5位术后病人,对每项逐条考核,完全符合者打"√",否则打"×";
每个术后病人结果"√"数≥9个为达标,否则为不达标。

(3)该项指标达标率为本次考核达标数/本次考核总数。

(4)考核方式:现场查看术后病人的护理情况。

(5)计分方式:病区得分="√"总个数/(10×5)×100。

八、手术病人出院健康教育质量标准

1. 病人掌握饮食宜忌；
2. 病人掌握术后康复方法；
3. 病人掌握术后药物使用的剂量、时间及途径；
4. 病人知晓复诊时间。

附：健康教育质量标准（表3-9）

表3-9　健康教育质量标准

病区：　　　　考核日期：　　年　　月　　日　考核者：　　　　得分：

项目	标准要求	结果评价				
		床	床	床	床	床
入院宣教	介绍病房环境及设施					
	介绍病房规章制度					
	介绍主管医生、护士长、责任护士					
	告知病人权利与义务					
	病人入院后24小时内完成入院宣教					
住院宣教	讲解疾病相关知识					
	讲解药物主要作用、副作用、用法、用药的注意事项					
	各项护理操作前讲解目的、步骤、需要配合的注意事项					
	心理指导					
	病人基础疾病相关注意事项					
	病人入院3日完成住院相关健康教育（手术前一日完成术前宣教，术后当日完成术后宣教）					
	标本采集的目的、注意事项					
	特殊检查前后注意事项					
出院宣教	饮食指导					
	特殊护理及活动指导					
	用药指导					
	告知复诊时间					
	心理指导					

续表

项目	标准要求	结果评价				
		床	床	床	床	床
记录	健康教育在护理记录上有体现					
	出院后定期有电话回访,并有记录					
得分		/20	/20	/20	/20	/20

备注:

（1）该检查标准适用于手术科室,各位检查小组成员按统一标准检查。

（2）每个病房随机抽查 5 位病人,对每项逐条考核,完全符合者打"√",否则打"×";每个术后病人结果"√"数≥ 18 为达标,否则为不达标。

（3）该项指标达标率为本次考核达标数 / 本次考核总数。

（4）检查形式:通过现场查看运行病历、床旁查看及访谈责任护士和病人等考核方式。

（5）计分方式:病区得分 = "√"总个数 /（20×5）×100。

第二节 围手术期管理护理会诊

当围手术期病人出现疑难护理问题,采取常规护理措施效果不佳,且经过所在科室护士讨论难以处理时,应当及时申请他科或多科进行护理会诊,以及时解决护理疑难问题,防止并发症的发生,保证手术顺利进行。为规范护理会诊流程,保证护理会诊质量,建立围手术期管理护理会诊制度。

一、围手术期管理护理会诊制度

1. 在实施围手术期病人护理时如遇有本专科不能解决的护理问题,由病区或科部组织跨病区、多专科的护理会诊,明确提出护理会诊目的和待解决的问题,必要时护理部负责协调。

2. 护理会诊由围手术期管理护士或护士长主持,相关专业护士及病区相关护理人员参加,认真进行讨论,提出解决问题的方法或进行调查研究。

3. 进行护理会诊前围手术期管理护士整理有关护理资料,尽可能做出书面摘要,并事先发给参加护理会诊的人员,预做发言准备。

4. 参加会议的人员根据护理会诊需要解决的问题进行准备。讨论时由围手术期管理护士介绍及解答当前病情、诊断、治疗护理等方面的问题,参加人员对护理问题进行充分的讨论,并提出会诊意见和建议。

5. 护理会诊结束时由围手术期管理护士或病区护士长总结,对会诊过程、结果进行记录并组织临床实施,观察护理效果。对一时难以解决的问题可以立项专门研究。

6. 护理会诊结束后,由主持会诊的围手术期管理护士在"护理会诊单"上填写会诊意见,并签名。

二、护理会诊指征

1. 血糖异常调控效果不佳;
2. 高危压疮、已发压疮需要伤口护理专家现场指导;
3. 各种原因导致静脉置管困难;
4. 呼吸机应用方面需要护理指导;
5. 围手术期病人营养状况异常影响康复进程;
6. 较严重的心理问题经本科室护士心理护理效果不佳;
7. 术后康复护理指导;
8. 其他各种单一或综合性的护理问题通过本科室讨论后不能取得有效的解决方案。

三、院内护理会诊

院内护理会诊时间原则上在接到申请后 24~48 小时内完成,紧急会诊在接到通知后 15 分钟内赶到邀请科室,会诊地点设在申请科室。院内护理会诊一般包括:

1. 科间护理会诊 由要求会诊科室的围手术期管理护士提出,护士长同意后填写护理会诊申请单,送至被邀请科室。被邀请科室接到通知后由护士长或安排骨干赴申请科室会诊,并书写会诊记录。

2. 专科护理会诊 申请科室提出并填写护理会诊申请单送护理部,护理部接到申请后,及时组织具备会诊资质的临床护理专科小组护士参与会诊,书写会诊记录。

3. 全院护理会诊 申请科室提出并填写护理会诊申请单送护理部,护理部接到申请后,及时组织相关科室的护士长或临床护理专科小组护士到该科室查看病人,并讨论该采取的护理措施。申请科室围手术期管理护士或护士长负责介绍病人的病情,并认真记录会诊意见。

院内护理会诊后对依据会诊意见实施的结果在护士长会上进行研讨,以总结经验,不断提高护理水平。

四、院外护理会诊

1. 邀请院外护理会诊 如因疑难病例或病情需要,需请院外专家进行护理会诊时,病区护士长向护理部提出申请,填写院外护理会诊申请单,字迹清楚,项目齐全,注明会诊医院、会诊目的及会诊时间,护理部报经主管护理院领导同意后联系相关医院选派护理专家进行会诊。

2. 参加院外护理会诊　护理部接到外院护理会诊请求后,及时组织相关科室护理专家或具有相应能力和资质的临床护理专科护士报经主管护理院领导同意后参加院外会诊,现场指导采取护理措施。

详见附件:

附件 1　院内护理会诊申请单

附件 2　院外护理会诊申请单

第二篇
围手术期管理护士必备知识

第四章 术 前 准 备

第一节 概 述

对于外科病人来说手术就像一把双刃剑,既能治疗疾病,又是一种应激和创伤。由于生活环境的变化及其对家庭生活方式的影响,特别是对疾病的担忧,手术病人及其家属容易产生不同程度的心理压力。充分的术前准备有利于将这种应激、创伤和压力降低到最小的程度,提高病人耐受力,让病人以最佳的心理和生理状态接受手术,降低术后并发症。

一、不同类型手术术前准备的要求

术前准备与病人疾病的轻重缓急、手术范围的大小密切相关。临床上,根据手术的期限性,通常将手术分为三类。

1. 择期手术 手术没有时间限制,可在充分的术前准备后选择最有利的时机进行手术,如畸形的矫正。

2. 限期手术 虽然手术时间可以选择,但是有一定的限度,不宜过久延迟的手术,应在尽可能短的时间内作好术前准备,如肿瘤根治术。

3. 急症手术 因病情需要需在最短时间内进行必要的准备、甚至争分夺秒地紧急手术,以抢救病人生命,如肝脾破裂。

二、术前准备的实施

(一)术前护理评估

1. 健康史 详细了解与本次疾病相关或可能影响预后的病史:①一般情况资料:病人的床号、姓名、性别、年龄、临床诊断、职业、民族等;②现病史:病人患病后的全过程;③既往史:有无吸烟酗酒等不良嗜好,有无其他系统疾病、手术外伤史;④用药史:是否服用阿司匹林等抗凝药物,有无抗生素和麻醉药

物过敏史;⑤家族史:家族成员有无同类疾病、遗传病;⑥婚育史:是否近亲结婚,现存子女数等。

2. 生理状况

(1)心血管系统:①血压、脉搏、心率(律)是否正常;②有无冠心病、心力衰竭、心肌炎及心瓣膜疾病;③末梢循环状况,肢体有无水肿,皮肤的颜色和温度是否正常。

(2)呼吸系统:①呼吸的频率、节律、幅度是否正常;②有无呼吸困难、哮喘、咳嗽、咳痰、胸痛、杵状指;③有无慢性支气管炎、支气管扩张、肺气肿、肺结核等疾病;④有无长期吸烟史。

(3)神经系统:①神经反射是否正常;②有无眩晕、头痛、眼花、耳鸣和步态不稳;③有无癫痫和帕金森疾病。

(4)泌尿系统:①观察尿量、尿液的颜色和性状,监测肾功能;②有无尿频、尿急、尿痛及排尿困难等症状;③有无肾脏疾病、前列腺增生。

(5)血液系统:①有无凝血机制障碍,缺乏凝血因子;②有无牙龈和口腔黏膜出血、皮下紫癜、外伤后出血史;③有无使用抗凝剂。

(6)内分泌系统:①评估病人的饮食、血糖和尿糖;②甲状腺疾病的病人应了解基础血压、脉率、体温和基础代谢率的变化。

3. 心理社会状况　了解病人的心理状态,影响病人心理的因素及其产生的心理问题;了解亲属对病人的关心和支持程度;了解家庭的经济状况,医疗费用的承担能力。

4. 辅助检查　了解血、尿、粪便三大常规及血生化检查结果;了解 B 超、X 线、CT 及 MRI 等影像学资料;了解心电图、心功能、肺功能及其他特殊检查的结果。

5. 手术耐受力

(1)耐受良好:病人的全身情况较好,疾病对全身影响小,无重要脏器功能的损害。

(2)耐受不良:病人的全身情况欠佳,疾病对全身影响明显,重要脏器有器质性病变。

6. 手术禁忌证

(1)全身状况不良,合并有突出且严重的全身性疾病,不能耐受手术和麻醉或失去手术时机的病人。

(2)病人合并有严重的脏器功能障碍,如心、肺、肝、肾功能障碍。

(3)凝血功能障碍,患有严重的出血性疾病。

(4)严重的急性感染期。

(5)合并有严重精神障碍或严重的认知功能障碍。

（二）术前护理措施

术前护理措施包括入院后的常规准备、术前一日的准备和术晨准备三个阶段。

1. 常规准备 ①责任护士详细介绍住院指南，包括主管医师、科室主任、护士长；介绍病区的环境、设施的使用、餐饮服务、作息时间、住院安全等注意事项。②建立良好的护患关系，及时了解病人的需求，加强与病人的沟通，取得病人的信任；鼓励病人表达感受，倾听诉说，缓解病人焦虑、恐惧等不良情绪；介绍医院技术水平和手术成功实例，增强病人战胜疾病的信心。③协助病人完善各项检查。④遵医嘱补液、输血、纠正水、电解质紊乱和贫血；及时处理已知的感染灶，避免感染病人与其他病人接触，遵医嘱合理使用抗生素。⑤指导病人戒烟限酒，进行咳嗽、咳痰及胸腹式深呼吸的训练；给予必要的卧床大小便练习，直到能自行排出大小便为止。⑥要求特殊体位下手术的病人，体位改变对其呼吸和循环功能有一定的影响。如术中需取截石位和俯卧位，术前2~3天需指导病人进行截石位和俯卧位的练习，以病人的耐受能力为尺度，从10分钟到30分钟，逐渐过渡到一小时。

2. 术前一日的准备 遵医嘱执行药敏实验、备皮、合血、肠道准备；打印医嘱单并记录皮试结果；准备好病人的术中用药、X片和CT片等影像资料；督促医生做好手术部位的标识；责任护士进行详细的健康宣教，可为口头、书面和多媒体等多种方式，告知病人术中和术后的状态，特别是在麻醉复苏室进行麻醉苏醒时的环境状态，消除病人的恐惧感；若术后可能留置导管，讲解其目的、意义和不良反应，以便病人能做好心理准备；讲解术后深呼吸、咳嗽排痰和早期活动的意义。必要时给予安眠药，保证病人的睡眠，以最佳的状态接受手术。

3. 术晨准备 检查各项术前准备工作的落实情况；如有感冒、发热、血压升高、女病人月经来潮或有其他病情变化，及时报告医生，决定是否延期手术；协助病人取下眼镜、义齿、手表、饰品等贵重物品并妥善保存，拭去口红和指甲油；遵医嘱留置胃管、尿管等，执行术前用药；与手术室接诊工作人员核对病人的基本信息、手术核查单、标识腕带、手术部位、手术名称和手术标记；根据需要将病历、各种影像资料、术中用药、胸腹带等交给手术室接诊人员带入手术室；根据手术类型和麻醉方式准备麻醉床，备好床旁各项用物。

（三）术前准备的评价

1. 病人是否适应病室环境。

2. 病人是否情绪稳定，对手术的焦虑和恐惧心理解除或减轻。

3. 病人不良的生理状态是否纠正。

4. 病人营养状态是否改善，睡眠是否充足。

5. 病人是否获得与疾病相关的知识,对疾病及治疗等方面的认识提高,能很好地进行手术前后的配合。

（四）注意事项

在术前,护士应加强监测,与医生共同合作,将病人的生理紊乱降至最低,帮助病人获得最佳的手术状态,以提高麻醉和手术的安全性。

第二节　术前生命体征准备

一、术前生命体征准备的目的及意义

体温、脉搏、呼吸、血压和疼痛是人类生命维持的基本体征,是机体在活动的客观反映,是衡量机体状况的指标,医学上将其合称为人的五大生命体征,它们是维持机体正常活动的支柱。生命体征受大脑皮质的调节和控制,既相互关联又相互影响。通过监测生命体征可以判断病人病情的轻重、危急程度;了解疾病的发生、发展和转归;为疾病的预防、诊断、治疗和护理提供客观依据。因此,手术前维持病人正常的生命体征,具有重要的临床意义。

二、术前生命体征准备的实施

（一）体温的观察与护理

体温是体内产热、散热保持平衡的结果。正常情况下,通过体温调节中枢,机体的产热和散热保持平衡状态,体温维持恒定。虽然正常人的体温在24小时内略有波动,但是一般情况下不超过 1℃。生理情况下,早晨略低,下午、运动、进食、精神紧张等因素均可导致体温升高。新生儿体温调节功能不完善,体温容易受环境温度影响;儿童由于基础代谢率高,体温可略高于成人;老年人由于基础代谢率低,体温在正常范围的低值,女性在经期前或妊娠时略高。当机体的体温调节中枢发生障碍时,就无法维持体温的恒定而产生过高或过低的异常体温。

感染、变态反应性疾病、组织坏死、环境温度改变、病人焦虑等都可能会导致体温异常,术前病人体温异常,可能会导致预想不到的并发症。无论是感染或是非感染性原因,医护人员都要引起警惕,找出导致体温异常的因素,改善手术病人条件。

1. 正常体温　正常成人口温的波动范围是 36.3~37.2℃,腋温的波动范围是 36.0~37.0℃,肛温的波动范围是 36.5~37.7℃。

2. 体温异常病人的术前准备

（1）详细收集资料:排除影响体温的生理因素,找出体温异常的相关因素和具体原因。积极治疗原发病,消除感染源,去除相关因素。

(2)正确监测体温:当体温≥38.5℃时,需要每隔4小时重复测量一次,物理降温后30分钟复测体温。体温恢复正常后3天改为每天测量1次。评估发热的程度及形态,如稽留热、弛张热、间歇热或不规则热等;根据病情严密监测病人体温的变化,发现异常需及时处理。遵医嘱予以物理降温或(和)药物降温方法,并做好记录和交接班。

(3)补充营养和水分:在病情允许的情况下给予病人高热量、高蛋白、高维生素、易消化的流质或半流质饮食,指导病人少量多餐。鼓励病人多饮水,以补充大量消耗的水分,促进代谢产物的排出。对不能进食的病人,遵医嘱予以补液,维持病人水、电解质的平衡。

(4)舒适护理:保持环境安静,空气流通,室温适宜。及时更换被服,保持病人皮肤清洁、干燥,防止压疮的发生。高热的病人唾液分泌减少,机体免疫力降低,容易发生口腔感染,遵医嘱做好口腔护理。

(5)安全护理:高热病人可能发生躁动不安或虚脱,应加强安全护理,予以床栏保护,必要时使用约束带固定。

(6)体温升高并不是手术的绝对禁忌证,但是为了防止术中术后感染加重、扩散,对于因为感染引起体温升高的病人,宜先控制感染,待感染控制、体温降至正常范围再进行手术。

(7)低体温同样也可导致病人在手术过程中麻醉药物代谢减慢、凝血机制障碍、心肌缺血,增加术后伤口感染和机体寒战反应。低体温的病人需要密切观察病情,监测体温每小时一次。评估体温过低的程度及原因。去除相关因素,提高环境温度,保持室温在24~26℃,病人可以进食热饮,加强保暖措施,冬季可适当增加盖被厚度,使用电热毯和热水袋保暖,遵医嘱输入温暖溶液,体温恢复正常后才能进行手术。

(二)脉搏的观察与护理

心脏舒缩时,动脉管壁有节奏地、周期性地搏动,搏动沿血管壁传导,触诊时感觉到有节律的冲击称为脉搏。通常使用两侧桡动脉测量脉搏。正常脉搏次数与心跳次数一致,节律均匀,间隔相等。正常成年人的脉搏在安静状态下为60~100次/分钟,新生儿、幼儿的脉率稍快,老年人稍慢。

术前病人不论是心动过速还是心动过缓,甚至出现其他心律异常,都可能伴有潜在的心肌疾病,任何一种心率失常都有可能导致无法挽回的后果,术前应积极完善相关检查,如ECG、心脏彩超、24h动态心电图等,全面评估心脏功能,将手术风险降至最低。根据不同情况进行治疗,暂缓手术。

脉搏异常病人的术前准备:①正确监测脉搏的频率、节律、强弱并记录,排除生理性的异常因素。②为病人提供舒适的休息环境,指导病人卧床休息,减少心肌耗氧量。③遵医嘱予以吸氧、给药,根据病情准备好急救药品和仪器,协助病人完善心电图等各项检查。④密切观察病情,观察用药后的不良反应,做好病人的心理护理,稳定情绪,消除顾虑。⑤指导病人戒烟,限酒,饮食清淡易消化,不用力排便,教会病人及家属测量脉搏的方法及简单的急救技巧。

(三)呼吸的观察与护理

呼吸是指机体与外界环境之间进行气体交换的过程。机体在代谢的过程中,不断地从外界环境中摄入氧气,同时排出二氧化碳,以维持新陈代谢和其他功能活动。正常成人在安静状态下的呼吸频率是 16~20 次/分钟。

呼吸是维持机体新陈代谢和其他生命活动所必需的基本生理过程之一,术前呼吸障碍可能导致低氧血症,影响麻醉与手术,甚至危及病人的生命。所以术前进行充分的呼吸功能的评估、做好准备,有利于术中、术后呼吸的管理,目的是改善病人的呼吸功能,提高心肺的代偿能力,增加病人对手术和麻醉的耐受,降低呼吸道的并发症。

呼吸异常病人的术前准备:①正确监测呼吸的频率、节律,排除生理性的异常因素。②密切观察病情变化,评估病人有无咳嗽、咳痰、咯血、胸闷、发绀和呼吸困难等症状和体征。③保持呼吸道的通畅,遵医嘱吸氧。④根据病情,指导病人卧床休息,病情允许时活动以不感觉疲劳为度。⑤给予充分的水分和热量,保持病房环境的舒适、安静,温湿度适宜,经常开窗通风,保持病房空气清新,减少呼吸道的刺激。⑥加强与病人的沟通,建立良好的护患关系,稳定病人情绪,消除恐惧心理。⑦指导病人戒烟限酒,教会病人进行呼吸功能的锻炼,如腹式呼吸和缩唇呼吸。学会有效咳嗽的方法,协助病人进行有效咳痰、叩背、体位引流,保护呼吸道的通畅。

(四)血压的观察与护理

血压是指流动的血液对血管壁的侧压力,我们通常所说的血压是动脉血压。正常成人在安静状态下的收缩压是 90~139mmHg,舒张压是 60~89mmHg,脉压差是 30~40mmHg。血压也受到各种生理活动的影响。随着年龄的增长血压会逐渐增高,以收缩压的增高更为显著;成年女性的血压低于男性,但在更年期,女性的血压又逐渐增高,与男性差别不明显;清晨血压最低,白天逐渐升高,黄昏时血压最高;外界气温低时血压升高,外界气温高时血压下降;立位的血压高于坐位,坐位的血压高于卧位,但是,对于长期卧床或使用某些降压药物的病人,由卧位改为立位时,可出现体位性低血压,表现为头晕、面色苍白、血压下降等;运动和情绪的波动都可以使血压增高,吸烟、饮酒和摄入盐分过多都会影响血压的变化。

1. 血压评估

（1）高血压（hypertension）：依据目前国内高血压的诊断采用 2000 年中国高血压治疗指南建议的标准（表 4-1）。

表 4-1 2000 年中国高血压治疗指南建议标准

类别	收缩压（mmHg）	舒张压（mmHg）
正常血压	<120	<80
正常高值	120~139	80~89
高血压	≥140	≥90
1 级高血压（轻度）	140~159	90~99
2 级高血压（中度）	160~179	100~109
3 级高血压（重度）	≥180	≥110
单纯收缩期高血压	≥140	<90

（2）低血压（hypotension）：血压低于 90/60~50mmHg（12/8~6.65kPa）称为低血压。常见于大量失血、休克、急性心力衰竭等。

2. 血压异常病人的术前准备 ①正确监测血压并记录,术前病人血压控制在 160/90mmHg 以下。②密切观察病人的病情变化,指导病人按时按量服药,观察药物不良反应,谨防体位性低血压引起跌倒的发生。③给予病人心理护理,保持情绪的稳定。④保持安静、舒适的环境,指导病人按时休息,保证充足的睡眠,养成规律的生活。⑤指导病人进食易消化、低盐、低脂、低胆固醇、高维生素和富含纤维素的食物,戒烟,限酒,保持大便通畅,不用力排便,必要时给予通便剂。⑥对于高血压的病人,手术当日清晨常规服用降血压药物;对于无高血压但由于紧张、焦虑等因素造成的一过性血压升高的病人,除了安抚病人情绪外,还可以在手术前半小时至一小时口服降压药;而对于顽固性、持续性血压波动在 160/100mmHg 的病人,建议先取消手术,待血压控制稳定后再进行手术。

（五）疼痛的观察与护理

1995 年,美国疼痛学会主席 James Campbell 提出将疼痛列为第五大生命体征;2000 年,美国第 106 次国会把 2000—2010 年定为“疼痛控制与研究的十年”;2001 年亚太地区疼痛论坛提出“消除疼痛是病人的基本权利”。而今,世界卫生组织将疼痛确定为继血压、呼吸、脉搏、体温之后的“第五大生命体征”。

1. 疼痛的定义 疼痛是一种令人不愉快的感觉和情绪上的感受,伴有现存的或潜在的组织损伤,疼痛是病人的主观感受。疼痛包含两层意思:疼和痛。①疼：个人的主观体验，是一种体质上的感觉，比如像酸、麻、痒等。②痛：是指生理和心理两方面对疼痛刺激所产生的一系列的变化和反应。痛觉可作为机体受到伤害的一种警告，可引发机体一系列防御性保护反应。

2. 疼痛的评估与记录　病人入院即需要进行疼痛评估，由护理人员将病人疼痛评估的结果记录于体温单上。疼痛评估的方法有很多，以下主要介绍两种常用的疼痛评估量表。

（1）数字疼痛量表（numerical rating scale，NRS）：此方法从 0~10 有 11 个点，0 表示无痛，10 表示最痛，字数越大表示疼痛越严重（图 4-1）。该方法要求病人选择最能代表其疼痛强度的数字（0~10）。由于病人容易理解和表达，有助于减轻医务人员的负担，该量表是一种简单、常用的评价方法。不足之处是病人容易受到数字和文字的干扰，降低了评估的准确性和灵敏性，尤其是对儿科患儿很难用该量表来表达其疼痛强度。

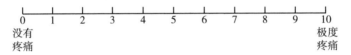

图 4-1　数字疼痛量表

（2）疼痛的面部表情量表（face pain scale，FPS）：该方法采用 6 种面部表情从微笑至悲伤和哭泣来表达疼痛强度（图 4-2）。面容 0 表示无痛，面容 1 有点痛，面容 2 轻微疼痛，面容 3 疼痛明显，面容 4 疼痛严重，面容 5 剧烈疼痛。

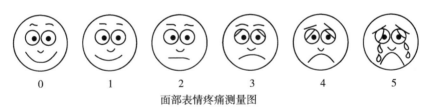

面部表情疼痛测量图

图 4-2　疼痛的面部表情量表

3. 疼痛异常病人的术前准备　疼痛的病人需明确疼痛与手术部位的关系，鉴别清楚，严格遵医嘱使用镇痛药，避免因使用镇痛药引起误诊。

（1）药物镇痛：对于疼痛评分大于 4 分的病人，由医生制定合理的止痛方案，护士严格遵医嘱应用止痛药物，指导病人服药并进行健康宣教，用药后严密观察病人的病情、药物的疗效和不良反应，及时有效地进行用药后的疼痛再评估，最大限度地缓解病人疼痛。

（2）非药物镇痛

1）物理止痛：包括电疗法、磁疗法、光疗法、超声波疗法、冷疗和温热疗法。根据不同的疾病和疼痛部位的差异选择物理止痛治疗的种类,物理治疗的频率和时间影响着治疗效果,一般需要连续多次使用,每次治疗的间隔时间因物理因子种类的差别而不同。因此,根据治疗进展及时调整,才能取得良好的效果。

2）心理疗法:①心理暗示疗法。一种常用而有效的方法,是在无对抗的条件下,通过语言、手势、表情等方式对病人的心理和行为产生影响,指导病人进行自我调节,使病人朝期望的方向发展,以增强病人战胜疾病的信心以及生活的勇气。②安慰剂治疗。由外形与药物相像,既没有药效,也没有毒副作用的物质给予病人进行的治疗。安慰剂治疗能在病人心理上产生良好的积极反应,从而改善病人的生理状态,达到所希望的疗效。③放松疗法。安静、舒适的环境中,闭上双眼,屈膝平卧,放松腹背肌肉,缓慢腹式呼吸,通过松弛肌肉达到缓解疼痛的目的。

三、术前生命体征监测的评价

1. 体温、脉搏、呼吸、血压等各项指标是否维持在正常范围。
2. 病人无痛或疼痛后是否得到有效缓解。
3. 病人意识是否恢复正常。
4. 病人尿量是否正常。

四、术前生命体征监测的注意事项

1. 术前病人进行生命体征监测时护理人员应当选取合适的监测方法,因人而异进行监测。
2. 护理人员应对各项生命体征知识详细了解,出现任何异常生命体征应能及时发现,能采取相应的措施。

第三节　术前血糖监测

一、术前血糖监测的目的及意义

随着社会经济的发展和人们饮食结构的改变,糖尿病的患病率在迅速增加,已经成为影响人们健康的常见疾病。大约有 50% 的糖尿病病人一生中由于各种原因需要行手术治疗,而围手术期高血糖是影响手术并发症和死亡率的重要危险因素。

糖尿病造成的代谢紊乱和免疫功能障碍,增加了手术的危险性。糖尿病病人在面临疾病、麻醉、手术创伤等应激情况时,由于内分泌调节的异常、细胞因子的大量释放以及胰岛素拮抗激素分泌增多,抑制了胰岛素的分泌,降低了机体对胰岛素的敏感性,血糖容易大幅度波动,增加了血糖控制难度。术前血糖控制的目标是纠正代谢异常,尽可能地使血糖、尿糖、水电解质恢复到接近正常水平,防止酮症酸中毒的发生;积极治疗重要脏器的并发症,改善其功能,增加糖原储备。糖尿病病人围手术期的血糖管理是决定病人能否安全度过手术危险期、影响手术成败及病人预后的关键因素。

二、术前血糖监测的实施

糖尿病病人围手术期的血糖管理相对复杂。近年来,多项研究表明,良好的血糖控制可以改善病人预后。但是严格控制血糖可导致低血糖和多种不良事件发生的风险增加。在实施各种血糖控制方案时必须具备严格的血糖监测措施,短时间内,反复快速血糖监测成为非常重要的环节。围手术期血糖的合理控制包括进行完整的术前评估,给予充足的营养支持及严密的术中和术后监测,从而达到有效控制血糖,纠正代谢紊乱,减少各种并发症的产生的目的。

(一)护理评估

1. 了解病人的病史　术前仔细询问和了解病人的健康史、家族遗传史。糖尿病病人年龄 >65 岁、病程 >5 年、手术时间 >90 分钟、合并心脑血管等并发症均是增加手术风险的因素。详细了解糖尿病的病程、目前主要症状和体征、治疗方案和用药情况、有无严重低血糖史、有无糖尿病相关并发症或其他脏器合并症;了解病人日常的休息和睡眠、饮食、活动情况;了解病人的手术类别和麻醉方式。

2. 实验室检查

(1)尿糖测定:尿糖阳性是发现和诊断糖尿病的重要线索,但受肾糖阈影响,尿糖不能完全准确反映血糖的变化情况。

(2)血糖测定:血糖升高是诊断糖尿病的主要依据,也是监测糖尿病病情变化和治疗效果的主要指标。诊断糖尿病需依据静脉血浆葡萄糖测定,外周毛细血管血葡萄糖测定仅用于糖尿病的监测。空腹血糖(FPG)值正常范围为 3.9~6.0mmol/L(70~108mg/dl),糖尿病的诊断是基于空腹(FPG)、任意时间或糖耐量试验(OGTT)中 2 小时血糖值。糖尿病的诊断标准为:糖尿病症状加任意时间血浆葡萄糖 $\geqslant$ 11mmol/L(200mg/dl),或 FPG $\geqslant$ 7.0mmol/L(126mg/dl),或 OGTT 2h PG $\geqslant$ 11.1mmol/L(200mg/dl)。需再一次确认,诊断才能成立。

(3)糖化血红蛋白 A_1(GHbA$_1$)和糖化血浆清蛋白测定:GHbA$_1$ 可反映取血前 8~12 周血糖的总水平,以弥补空腹血糖只反映瞬时血糖的不足,是糖尿病病情控制的监测指标之一。

（4）监测空腹及三餐后两小时血糖、血常规和电解质。

（二）护理目标

1. 病人血糖维持在正常或理想水平时，营养保持均衡。

2. 病人无低血糖和酮症酸中毒等并发症的发生，或发生时能及时发现和处理，病人安全进行手术。

（三）护理措施

1. 术前血糖控制标准

（1）择期手术的病人空腹血糖控制在 7.8~10mmol/L。

（2）急诊手术的病人的随机血糖应控制在 10mmol/L 以下，无酸碱、水电解质平衡紊乱。

（3）如果病人术前空腹血糖 >10mmol/L，或者随机血糖 >13.9mmol/L，或糖化血红蛋白水平 >9%，建议非急诊手术推迟进行，若病人生命体征不平稳，必须手术治疗时，需以挽救生命为首要原则，待术中或者术后调整血糖。

2. 各类糖尿病病人血糖控制

（1）单纯通过饮食控制或口服降糖药物血糖控制良好、无急慢性并发症的病人：如果接受小型手术，可维持治疗方案不变，术前晚以及手术当天停用口服降糖药，不需要使用胰岛素治疗；如果接受大、中型手术，应在术前 3 天停用口服降糖药，改为胰岛素治疗；术前使用胰岛素治疗的糖尿病病人应于手术当日将餐前胰岛素用量减少 1/3~1/2。

（2）血糖控制效果不理想、病程较长、合并有急、慢性并发症的病人：需要在术前 3 天改为胰岛素治疗，三餐前使用短效胰岛素，配合睡前使用中长效胰岛素。根据监测的空腹、三餐后两小时及睡前血糖水平调整胰岛素的剂量。需要注意的是，在禁食期间应当停止餐前胰岛素的治疗。

（3）接受急诊手术的糖尿病病人：同时监测血糖和酮体水平。如果病人随机血糖 ≥14mmol/L，则采用胰岛素治疗，需每小时监测血糖水平，使血糖以每小时下降 4~6mmol/L 的速度平稳降至安全范围。如果合并有糖尿病酮症酸中毒或高渗性昏迷等急性并发症病人，应监测尿糖、尿酮、血乳酸、电解质及血浆渗透压等，先纠正代谢紊乱再进行手术。

3. 低血糖的护理 低血糖是糖尿病病人接受药物治疗时发生的常见并发症，对于低血糖症必须做到"防重于治"。

（1）低血糖的临床表现：低血糖早期症状以植物神经尤其是交感神经兴奋为主，如心悸、出汗、饥饿、乏力、面色苍白、视力模糊、恶心、呕吐等。较严重的低血糖常有中枢神经系统的表现，如头痛、头晕、定向力减弱、吐词不清、意识模糊，甚至昏睡、昏迷等。值得注意的是，不同病人的低血糖表现可不一样，部分病人在多次发生低血糖症发作后会出现无警觉性低血糖症，可无心慌、出汗、饥饿等先兆,直接进入昏迷状态。这就要求护士在临床工作中严密观察病情,早期发现变化,及时处理,使病人顺利度过围手术期。

（2）低血糖的预防:药物治疗的病人需要制定合理的膳食计划,根据病情灵活调整药物剂量。护士应掌握各种胰岛素的特点及正确的注射技术,严格无菌操作,定期轮换注射部位,防止感染、皮下硬结等并发症的发生,从而影响胰岛素吸收。病人应养成规律的生活习惯,饮食宜定时定量,保持每日基本稳定的摄食量,防止低血糖的发生。

（3）低血糖的护理:低血糖是血糖浓度低于 2.8mol/L 或 50mg/dl,同时有相应的临床症状。临床表现为血糖低于正常,出汗、心慌、饥饿、软弱无力、面色苍白、肢体发冷、头昏、反应迟钝、步态不稳等。

1）常规护理:①饮食:应用降糖药时应按时按量,规律进食,预防低血糖的发生。②活动:嘱病人注意休息,不宜空腹运动,运动要循序渐进、持之以恒,出现低血糖时立即停止运动并进食,随身携带糖块。③心理护理:关心病人,了解病人的工作、生活、思想情况,消除病人对疾病的恐惧及悲观情绪,帮助病人寻找低血糖的原因。

2）低血糖昏迷的护理:①观察:病情的变化,若出现头晕、疲乏无力、出汗、饥饿、反应迟钝、昏迷等症状时,立即通知医生并监测血糖、详细记录。监测生命体征、瞳孔及意识的变化并记录。②处理:立即静脉推注 50% 葡萄糖 20ml~40ml,若症状缓解后过段时间再次出现低血糖昏迷或血糖持续低于正常,则建立静脉通道,静脉滴注葡萄糖。嘱病人绝对卧床休息,为昏迷躁动者提供保护性护理。

4. 健康教育

（1）环境:整洁,地面清洁干燥,日常物品放于伸手可及之处。

（2）饮食:选择低糖、高蛋白、高纤维素、低脂肪饮食,以减少对胰岛素分泌的刺激,饮食要规律,宜少量多餐。

（3）活动:劳逸结合,进餐前不宜运动。根据血糖情况调整活动量,当有低血糖发生时应立即卧床休息并进食。

（4）心理:安慰病人,给予心理疏导,消除顾虑。

（5）告知:指导病人坚持治疗方案,不可随意更改。应用药物者注意药物的不良反应,学会自我观察,特别是糖尿病病人应避免医源性低血糖。

5. 快速血糖监测注意事项　便携式血糖仪因为体积小,便于操作,是医院常用的快速血糖监测仪器。严格按照制造商提供的操作说明书的要求和规程进行操作。采血部位的皮肤用 75% 的酒精进行消毒,将棉签由拟采血点中心向外周扩散涂于局部皮肤,稍等数秒,待皮肤自然干燥即可采血。采血部位通常为指尖、足跟两侧末梢等毛细血管丰富的部位,水肿或感染的部位不宜采血。血糖结果出现异常时需重复测量 1 次,必要时采集静脉血检测生化血糖。准确记录快速血糖监测结果,包括被测试者姓名、测定日期、时间、血糖结果、检测者签名等。

三、术前血糖监测的评价

1. 病人血糖控制在正常或理想范围的同时,是否保持营养均衡。
2. 病人有无低血糖和酮症酸中毒或高渗性昏迷等并发症的发生。
3. 病人是否获得与疾病相关的知识,与医护人员配合良好。

四、术前血糖监测的注意事项

将要施行的手术可引起围手术期病人应激性血糖水平增高,而禁饮禁食、不恰当的降糖治疗却导致病人血糖降低,所以糖尿病病人围手术期的血糖管理相对复杂,为了保证病人的手术的顺利进行,在严格控制血糖的同时,还需要进行详细的术前评估、合理的营养支持和严密的血糖监测,为病人的康复提供有利条件。

第四节 术前营养支持

一、术前营养支持的目的及意义

营养不良一直是影响外科手术病人结局的重要因素。国外文献报道,30%~50% 的外科住院病人存在不同程度的营养不良。外科手术对机体是一种创伤,机体可随创伤程度的不同,出现不同类型的代谢改变,这一改变虽然有利于机体对创伤的耐受,但会造成机体内营养物质的高度消耗,导致病人体内营养物质的缺乏。营养不良的病人手术耐受能力下降、免疫应答受损、组织修复能力变差,导致术后伤口愈合延迟、术后感染等并发症的发生率增加,影响病人的康复,进而延长了住院时间,增加了住院费用。因此,外科病人围手术期营养支持的关键有两方面,一方面是如何保证病人手术前有足够的物质储备,增加对手术的耐受性;另一方面是如何为术后病人及时补充营养,以弥补术后短期内营养物质的高度消耗,使机体尽快获得正氮平衡,促进伤口迅速愈合,减少感染和并发症的发生。

术前营养支持的目的首先是改善病人的营养状况,合理提供营养底物,纠正营养物质的异常代谢,尽可能地使机体的分解代谢率降低到合理水平,预防和减轻营养不良;其次,通过特殊营养物调节机体的炎症性免疫反应,增强肠道的黏膜屏障作用,维护脏器、组织器官的功能,促进组织器官的修复,提高其对手术创伤的耐受力,减少或避免术后并发症的发生,从而降低病人的病死率。

二、术前营养支持的实施

(一)护理评估

营养状况评定是临床营养支持的基础,它不但能帮助了解病人的营养状况,明确病人是否需要营养支持,而且也是监测治疗效果的有效手段。正确的营养评定是制定合理营养支持计划的前提。

1. 身体状况的评估

(1)体质指数(body mass index,BMI):BMI 被认为是反映蛋白质 – 热量、营养不良以及肥胖程度的中立而可靠的指标,通过身高、体重的测量,综合反映蛋白质 – 热量、钙、磷等无机盐的摄入、利用及储备情况,其计算方法为 BMI= 体重(kg)/ 身高(m^2)。BMI 的正常值为 18.5~25.0,低于 18.5 为消瘦,高于 25.0 为肥胖。

(2)标准体重:标准体重(kg)= 身高(cm)–105。正常体重是标准体重 ±10%(标准体重)。在没有水肿等因素的影响下,实际体重低于标准体重的 10% 为轻度营养不良,低于 20% 为中度营养不良,低于 30% 为重度营养不良。

(3)体重减少的百分比:体重减少的百分比 $= \dfrac{标准体重 – 当前体重}{标准体重} \times 100\%$。

(4)肱三头肌皮褶厚度(triceps skin fold,TSF):皮下脂肪一般占全身脂肪的 50%,通过皮下脂肪含量可推算体脂量。病人自然站立,双臂下垂,充分裸露被测部位,找到肩峰、尺骨鹰嘴,用记号笔标记出肩峰与尺骨鹰嘴连线中点处,用拇指和食、中指将被测部位皮肤和下皮组织夹提起来,在该皮褶提起点的下方用皮褶计测量其厚度,在皮褶计指针快速回落后立即读数,记录以毫米(mm)为单位,精确到 0.1mm,连续测量 3 次取平均值。正常值男性为 12.5mm,女性为 16.5mm。实测值在正常值 90% 以上时为正常,占正常值 80%~90%时,为轻度营养不良;60%~80%时,为中度营养不良;小于 60%时,为重度营养不良。

(5)上臂围与上臂肌围:①上臂围(arm circumference,AC):被测者上臂自然下垂,取上臂中点,用软尺测量。成年男性:23.35~29.61cm,成年女性:22.28~28.92cm。②上臂肌围(arm muscle circumference,AMC):AMC=AC–3.14×TSF。AMC 的正常参考值:男性为 25.3cm,女性为 23.2cm。实测值在正常值 90% 以上时为正常;占正常值 80%~90% 时,为轻度营养不良;60%~80%时,为中度营养不良;小于 60%时,为重度营养不良。

2. 生化指标的评估

（1）血清白蛋白测定：白蛋白由肝实质细胞合成，是血浆中含量最多的一种蛋白质，占总蛋白含量的 40% ~60%。血清白蛋白在一定程度上可以作为个体营养状态的评价指标，对判断预后有一定的价值。血清白蛋白的正常值为 35g/L，28~34g/L 表示内脏蛋白轻度消耗，21~27g/L 为中度消耗，低于 21g/L 为重度消耗。

（2）氮平衡：是评价机体蛋白质营养状况最可靠与最常用的指标。氮平衡 = 蛋白质摄入量（g）/6.25–〔血尿素氮（g）+3（或 4）〕。氮平衡的正常值为 ±1g。氮摄入量大于排出量为正氮平衡，反之为负氮平衡。二者相等时，氮为平衡状态，表示蛋白质可基本满足人体的需求。

3. 营养风险筛查工具

（1）主观全面营养评定法（subjective global nutritional assessment，SGA）：是美国肠外肠内营养学会（ASPEN）推荐使用的临床营养状况评估工具，是根据病史和体格检查的一种主观评估方法。其特点是以详细的病史与临床检查为基础，省略了人体测量和生化检查等步骤。评定内容共包括 8 项，其中有 5 项评为中度或重度就可以评定为营养不良。在重度营养不良时，SGA 与身体组成评定方法有较好的相关性（表 4–2）。

表 4–2　营养状态的 SGA 评估内容和结果判断

指标	A 级	B 级	C 级
1. 近两周体重变化	无 / 升高	减少 <5%	减少 >5%
2. 饮食改变	无	减少	不进食 / 低热量流质
3. 胃肠道症状	无 / 食欲不减	轻微恶心、呕吐	严重恶心、呕吐
4. 活动能力改变	无 / 减退	能下床活动	卧床
5. 应激反应	无 / 低度	中度	高度
6. 肌肉消耗	无	轻度	重度
7. 三头肌皮褶厚度	正常	轻度减少	重度减少
8. 踝部水肿	无	轻度	重度

（2）微型营养评定法（mini–nutritional assessment，MNA）：是一种简单、快速，适用于评价病人（特别是老年人）营养状况的方法，由 Guigoz、Vallas 和 Garry 于 1994 年提出。内容包括人体测量、整体评价、膳食问卷及主观评价四个方面（表 4–3），各项评分相加即得 MNA 总分。MNA 分级标准：总分 ≥24 表示营养状况良好，总分 17~24 为存在营养不良的危险，总分 <17 明确为营养不良。

表 4-3 微型营养评定问卷

姓名		性别		出生年月	
家庭住址					
既往史					
体重（kg）		身高（m）		血压（mmHg）	

1. 筛选（按不同程度给予量化评分）

（1）既往 3 个月内是否有食欲下降、消化问题、吞咽困难而摄食减少？

0= 食欲完全丧失☐   1= 食欲中度下降☐   2= 食欲正常☐

（2）既往 3 个月内体重下降

0=>3kg☐   1= 不知道☐   2=1~3kg☐   3= 无体重下降☐

（3）活动能力

0= 需要卧床或长期坐着☐   1= 能不依赖床或椅子，但不能外出☐

2= 能独立外出☐

（4）既往 3 个月内有无重大心理变化或急性疾病？

0= 有☐   1= 无☐

（5）神经心理问题

0= 严重智力减退或抑郁☐   1= 轻度智力减退☐   2= 无问题☐

（6）BMI（kg/m^2）

0=<19☐   1=19~21 ☐   2=21~23 ☐   3=≥23 ☐

筛选总分为 14 分，得分≥ 12，无需以下评价；≤ 11 可能营养不良，继续以下评价。

2. 评价

（1）独立生活（无需护理或不用住院）？

0= 否☐   1= 是☐

（2）每天应用处方药 3 种？

0= 是☐   1= 否☐

（3）压疮或皮肤溃疡？

0= 是☐   1= 否☐

（4）每天几次吃完全部饭菜？

0=1 餐☐   1=2 餐☐   2=3 餐☐

（5）蛋白质摄入情况：

每天至少一份奶制品？ A 是☐   B 否☐

每周 2 份以上苹果或蛋？ A 是☐   B 否☐

每天肉、鱼或家禽？ A 是☐   B 否☐

0.0=0 或 1 个"是"□	0.5=2 个"是"□	1.0=3 个"是"□
（6）每天 2 份以上水果蔬菜？		
0= 否□ 1= 是□		
（7）每天饮水量（水、果汁、咖啡、茶、奶等）：		
0.0=<3 杯 □ 0.5=3~5 杯 □ 1.0=>5 杯 □		
（8）喂养方式：		
0= 无法独立进食□ 1= 独立进食稍有困难□ 2= 完全独立进食□		
（9）自我评定营养状况：		
0= 营养不良□ 1= 不能确定□ 2= 营养良好□		
（10）与同龄人相比，你如何评价自己的健康状况？		
0.0= 不太好□ 0.5= 不知道□ 1.0= 好□ 2.0= 很好□		
（11）中臂肌围（cm）：		
0.0=<21□ 0.5=21~22 □ 1.0= ≥ 22 □		
（12）腓肠肌围（cm）：		
0=<31 □ 1= ≥ 31 □		

MNA 总分（30），MNA 分级标准：上诉各项评分相加，若 ≥ 24，表示营养状况良好；若 17 ≤ MNA ≤ 23.5，表示存在发生营养不良的危险；若 MNA<17，表示有确定的营养不良。

（二）护理目标

1. 病人的营养状况改善，未发生营养不良。

2. 维护脏器、组织器官的免疫功能。

3. 提高病人对手术创伤耐受力，减少或避免术后并发症，降低死亡率。

（三）护理措施

1. **肠内营养** 肠内营养（enteral nutrition，EN）是指将一些只需化学性消化或不需消化就能吸收的营养液注入到病人的胃肠道内，提供病人所需营养素的方法。与肠外营养相比，肠内营养具有更符合生理、有利于维持肠道黏膜细胞结构与功能完整性、并发症少且价格低廉等优点。因此，只要病人存在部分胃肠道消化吸收功能，优先考虑使用肠内营养支持方法。肠内营养制剂可以分为以下几类：

（1）要素型（elemental type）制剂：包括氨基酸型和短肽型，此类制剂的基质为单体物质，包括氨基酸（或短肽）、葡萄糖、脂肪、矿物质和维生素的混合物。营养全面，无需消化就可直接或接近直接吸收，成分明确，残渣极少，不含乳糖，适口性差，能补充人体日常生理功能所需的能量及营养成分，也可作为营养不足病人的手术前营养供给物和肠道准备。

（2）非要素型（non-elemental type）制剂：这类制剂以整蛋白或蛋白质游离物为氮源，口感较好，既可口服，也可管饲，适用于胃肠道功能比较好的病人。该型制剂进入胃肠道后可刺激消化腺体分泌消化液，帮助消化、吸收，在体内消化吸收过程同正常食物，可提供人体必需的营养物质和能量的需要。

（3）组件型（module type）制剂：如单纯氨基酸/短肽/整蛋白组件、糖类制剂组件、脂肪制剂组件、维生素制剂组件等。

2. 肠外营养　肠外营养（parenteral nutrition, PN）是指由静脉途径供给机体足够的营养物质，病人即使在不进食的情况下，也能获得充分的营养支持。肠外营养制剂的分类情况如下：

（1）葡萄糖：葡萄糖是最常采用的能量来源，是肠外营养时主要的非蛋白质能源之一。葡萄糖进入血液，不仅可以直接被组织利用，还能以糖原的形式储存在肝脏中，当机体需要的时候，储存在肝脏中的糖原可以重新分解、进入血液，达到葡萄糖水平的相对稳定。葡萄糖的代谢依赖于胰岛素，对于糖尿病和手术创伤所致胰岛素不足状态下的病人必须补充外源性胰岛素。有严重感染时，体内存在胰岛素阻抗，即使使用外源性胰岛素，葡萄糖的利用率仍然比较差。输注葡萄糖时，推荐剂量不超过 200~250g/d，输注速度不超过 5mg/（kg·min）。根据肠外营养输注途径，决定"全和一"营养液中的输注浓度，经周围静脉输注的葡萄糖浓度不超过 10%。

（2）氨基酸和蛋白质：蛋白质是机体修复的主要物质，有多种重要的生理功能。氨基酸是合成蛋白质和其他生物活性物质的底物。健康成人的氨基酸基本需要量是 0.8~1g/（kg·d），但在严重分解代谢、明显的蛋白质丢失或重度营养不良时需要增加补充量。此外，在有些特殊情况下，一些氨基酸成为条件必需氨基酸（精氨酸、谷氨酰胺、组氨酸、半胱氨酸）。氨基酸制剂分为平衡型与非平衡型氨基酸溶液。平衡型氨基酸溶液由 8 种必需氨基酸及其他多种非必需氨基酸组成，经静脉给药时，可供机体有效利用，纠正负氮平衡及减少蛋白质的消耗，增强机体抵抗力及促进伤口愈合，适用于多数营养不良病人；非平衡型氨基酸溶液的配方系针对某一疾病的代谢特点而设计，兼有营养支持和治疗的作用。

（3）脂肪乳：人体内必需脂肪酸的缺乏可引起伤口愈合不良、血小板减少等，而脂肪乳剂提供人体必需脂肪酸和三酰甘油，可防止单独使用葡萄糖进行肠外营养所引起的必需脂肪酸缺乏；脂肪乳剂含热量高，适用于对于液体量摄入受限的病人；脂肪乳剂还可作为脂溶性维生素的载体，利于人体对脂溶性维生素的吸收和利用。脂肪所提供的能量可占非蛋白热量的 30%~50%，某些情况下（如肝功能正常的慢性阻塞性肺病）可达到 60% 以上。推荐剂量应以每个病人对糖类和脂肪的耐受性为根据,成人常用剂量为 1.2~1.5g/(kg·d)。为了保证必需脂肪酸的摄入,长期完全禁食病人的脂肪乳剂最低用量应当不低于 0.2g/(kg·d)(按纯大豆油脂肪乳剂计算)。

(4)维生素:维生素是体内必需的营养成分,维生素可分为水溶性和脂溶性两大类。前者包括维生素 B 族、C 族和生物素等;后者包括维生素 A、D、E、K。

(5)微量元素和电解质:微量元素对机体的健康尤为重要,包括铁、锌、铜、硒、铬、锰等,这些元素均参与酶的组成、三大营养物质的代谢、创伤愈合等生理过程。电解质在维持机体的代谢、组织晶体渗透压、肌肉的舒缩活动等多方面起重要的作用,补充电解质的目的在于维持水电解质平衡。

三、术前营养支持的评价

1. 病人体重是否增加,营养状况是否改善。
2. 病人对手术创伤耐受力是否提高。
3. 病人是否了解相关营养知识。
4. 病人是否了解自身的营养状况。

四、术前营养支持的注意事项

正确的营养评定是制定术前合理肠外营养支持的前提,要求临床医务工作者对病人的营养状态做出正确评定,为病人制定全面的、科学的营养支持方案,既满足病人的要求,又避免营养过剩。

第五节　术前皮肤准备

一、术前皮肤准备的目的及意义

术前皮肤准备也称术前备皮,对于病情允许的病人,手术前进行皮肤的准备,同时做好手术部位的标记。临床上,不同手术部位有不同的备皮要求,但是只要手术区域的皮肤情况对手术操作有不良影响就须要进行备皮。

手术区域的皮肤准备是外科术前准备的重要过程,是保证手术顺利进行、促进伤口愈合的关键步骤。术前备皮的目的在于清洁手术区域皮肤,为手术时皮肤消毒做准备,降低手术后切口的感染率。

二、术前皮肤准备的实施

(一)备皮时间

临床上普通外科备皮的时间通常选择在手术前一日或手术当日进行,根据国内研究表明,备皮时间距离手术时间越短,手术部位切口感染率的发生越低。故术前备皮应在术前短时间内进行为宜。

（二）备皮范围

备皮的范围根据手术部位的不同而异。如:颅脑手术的备皮范围包括全部头发,前额、两鬓及颈后皮肤,保留眉毛;会阴部及肛门部手术的备皮范围是自髂前上棘连线至大腿上 1/3,包括会阴、臀部、腹股沟部。

（三）备皮的器具和方法

备皮的器具包括一次性使用医用备皮包、电动剃毛器、电动剪毛器、安全刀片、鼻毛修剪器等。一次性使用医用备皮包常为临床使用。医用备皮包内用物齐全,备皮刀带有安全导向爪,对于不规则、不平坦部位的皮肤均可以使用,不会损坏手术病人的皮肤,同时还克服了夹毛、易填塞毛发的缺点。临床上使用滑石粉和肥皂作为备皮润滑剂。滑石粉使用方便、简单,为常用的备皮润滑剂。外科术前备皮的方法有剃毛备皮法和不剃毛备皮法。其中,不剃毛备皮法又分为脱毛剂备皮法、剪毛备皮法和消毒剂清洁法。

1. 剃毛备皮法　临床上常用的备皮方法,一般于手术前一天或手术当天进行。首先剃除手术部位毛发,然后用清水或者是肥皂水清洁备皮区域皮肤。此方法简单易行。

2. 不剃毛备皮法

（1）脱毛剂备皮法:运用脱毛剂去除手术区域的毛发,操作简单、方便、省时、省力,保证了病人皮肤的完整性,是一种安全有效的备皮方法,特别适用于难以剃除毛发的手术部位备皮。主要的缺点是成本较高,病人可能存在皮肤烧灼感、红疹等不良反应。

（2）剪毛备皮法:是指用剪刀或电动剪毛器去除手术区域的毛发。采用剪毛备皮法备皮,残留的毛发高于剃除的毛发,增加了病人的舒适感,减少了病人手术区域皮肤的损伤,保证了皮肤的完整性,从而大大降低和预防术后切口感染的发生。

（3）消毒剂清洁法:手术前一天沐浴,用肥皂清洁手术部位皮肤,然后用大量清水彻底冲洗,不剃除毛发,或仅去除手术切口周围影响手术操作的腋毛、阴毛等毛发。减少附着于手术区域皮肤表面的暂居菌,降低皮肤表面携带的细菌量。此方法简单、便捷,不仅可以减少病人皮肤的微小损伤,且不影响切口的愈合,不增加切口的感染率,同时还可以避免剃毛给病人带来心理和生理上的不适,体现了以人为本的服务理念。

（四）手术部位标识

手术部位术前标识是卫生部《病人安全目标》的主要内容,是推进和完善医院手术管理制度的一项重要举措。手术前一天,病人做好皮肤准备后,管床医生在病人的手术部位皮肤上用专用记号笔画上"十"字标识;手术当天病人进入手术室,需要经过病房护士、手术医师、麻醉医师、手术室护士与病人五方确认无误后,才能开始手术。标识手术部位的目的是从细节入手,使医护人员和病人对将要进行的手术部位都有直观的了解,避免了手术部位和手术方式的错误,确保病人的安全。

(五)术前消毒剂的选择

选择皮肤消毒剂时应注意产品的安全性、持续时间、作用速度和范围,病人的接受程度等,严格按照产品使用说明书正确运用。临床上常用的消毒剂为 2%~5% 碘伏、乙醇、氯己定、0.1% 苯扎溴铵等。

三、术前皮肤准备的评价

1. 术野皮肤是否清洁、无残留毛发。
2. 术野皮肤是否损伤。
3. 手术部位标识是否正确。

四、术前皮肤准备的注意事项

损伤的皮肤可能成为细菌繁殖的基地,因此备皮时应注意保持皮肤的完整性,避免造成皮肤损伤。

第六节　术前呼吸道准备

一、术前呼吸道准备的目的及意义

围手术期病人术后肺部并发症、肺功能障碍、病死率与术前肺功能障碍有着密切的关系。术前肺功能障碍的危险因素包括慢性阻塞性肺气肿、吸烟、呼吸系统感染等呼吸系统疾病。充分的术前呼吸道准备有利于改善呼吸系统功能,指导选择合适的手术和麻醉方式,保证手术的顺利进行和促进术后康复,对提高围手术期的安全性至关重要。

二、术前呼吸道准备的实施

(一)护理评估

1. 健康史

(1)呼吸状况:呼吸频率、深度和节律是否正常,听诊肺部有无呼吸音减弱,有无湿性啰音、干性啰音等异常呼吸音,注意发生异常呼吸音的部位和范围。观察病人呼吸时胸廓的起伏,有无呼吸困难。若出现呼吸困难,判断其性质是属于呼气性、吸气性或混合性,了解呼吸困难与体力劳动的关系,观察安静状态下有无呼吸困难的发生。安静状态下发生呼吸困难提示心肺代偿功能差,对麻醉、手术的耐受不佳,风险比较大。

（2）咳嗽、咳痰:咳嗽是机体的保护性反射,咳嗽反射可以清除呼吸道分泌物和异物。咳痰是借助支气管黏膜上皮纤毛运动、支气管平滑肌收缩及咳嗽反射,将呼吸道分泌物从口腔排出体外的动作。术前需要评估病人咳嗽发生的急缓、性质、程度、频率,咳嗽发生的持续时间及昼夜变化的规律;有无明显的诱因,咳嗽与体位、气候的变化、粉尘吸入、服用血管紧张素转换酶抑制剂或精神因素等是否有关。评估病人是否有咳痰,痰液的颜色、性质、量、气味,有无肉眼可见的异物及痰液是否容易咳出。

（3）吸烟史:了解病人每日吸烟的量以及烟龄。每日吸烟量大于10支者,术后并发症的发生率将增加3~6倍。因此,对有吸烟习惯者,术前要求病人停止吸烟。

（4）呼吸系统疾病:病毒性的呼吸道感染可削弱呼吸功能,使呼吸道阻力增高,同时对细菌感染的抵抗能力显著减弱。术前需评估病人呼吸系统疾病的治疗情况,包括抗生素、糖皮质激素和支气管扩张剂的使用情况;有哮喘病史的病人需了解发病的年龄、最初发病的情况、自觉症状、发病与季节和睡眠的关系、有无特异性的致敏源等。

2. 肺功能的评估　通过对肺通气和肺换气功能进行测定,了解肺部疾病对肺功能损害的性质和严重程度,并判断治疗效果。

（1）屏气实验:屏气实验持续30秒以上为正常;持续20秒以上的病人一般麻醉危险性较小;持续10秒以下者,提示心肺储备功能较差,常不能耐受麻醉和手术。

（2）吹气实验:病人用力吸气后呼气,在3秒内全部呼出者肺活量基本正常;需要5秒以上才能全部呼出者,提示可能存在阻塞性通气功能障碍。

（3）用力肺活量（FVC）、第一秒用力呼气量（FEV_1）、最大呼气流率、最大通气量（MVV）。FVC是测定呼吸道有无阻力的重要指标。阻塞性通气障碍病人,如慢性阻塞性肺病、支气管哮喘急性发作的病人,由于气道阻塞、呼气延长,其FEV_1和FEV_1/FVC%均降低,但在可逆性气道阻塞中,如支气管哮喘,在应用支气管扩张剂后,其值亦可较前改善。限制性通气障碍时,如弥漫性肺间质疾病、胸廓畸形等病人可正常,甚至可达100%,因为此时虽呼出气流不受限制,但肺弹性及胸廓顺应性降低,呼气运动迅速减弱停止,使肺活量的绝大部分在极短时间迅速呼出。

（4）影像学检查:胸部X线透视、正侧位胸片、CT检查及磁共振显影（MRI）等,可明确病变的部位、性质和范围,确认有无气管偏移和狭窄及气管、支气管通畅程度等。

3. 实验室检查

（1）血液检查：抽血查血常规,白细胞计数增加,中性粒细胞出现核左移,提示感染较重；嗜酸性粒细胞增多,提示与过敏或者寄生虫感染有关。

（2）动脉血气分析：是评估肺功能最容易和最有效的定量指标。通过血气分析可以了解病人的氧合状况、通气状况和酸碱平衡。正常的二氧化碳分压（$PaCO_2$）维持在 35~45mmHg,氧分压（PaO_2）在 80~100mmHg,血氧饱和度在 95% 以上。一般认为进行重大手术的病人术前二氧化碳分压大于 45mmHg,氧分压低于 50mmHg 为高危病人,术后需要较长时间的呼吸支持。

（3）痰液检查：痰培养和痰涂片可帮助诊断呼吸系统疾病病因、疗效观察及判断预后。应注意指导病人正确采集痰液标本,及时送检。

（二）护理目标

1. 病人能进行有效的呼吸功能锻炼,呼吸功能改善。

2. 病人能正确运用咳嗽技术排出痰液。

3. 病人的急慢性感染得到很好的控制。

4. 病人能够得到充分的休息,安全接受手术。

（三）护理措施

1. 保持舒适的环境和温湿度　病室环境清洁、舒适,空气新鲜,通风良好,避免粉尘和烟雾的刺激。维持适宜的环境温度（18~22℃）和湿度（50%~60%）,注意保暖,避免受凉。

2. 补充足够的水分　根据病情允许每日饮水量在 1500ml 以上,湿润呼吸道黏膜,增强纤毛的摆动能力,有利于痰液的排除。

3. 戒烟　术前指导并劝告病人戒烟。长期吸烟的病人气道纤毛功能减弱,肺泡巨噬细胞功能异常,黏液性腺体增生,导致支气管黏膜充血、水肿、痉挛和分泌物增多,管腔容易狭窄和阻塞,支气管上皮活动减少或丧失活动能力,从而导致肺部感染。因此,术前应尽早戒烟,越早越好,对于戒烟十分困难的病人,至少应戒烟 2 周。

4. 保持呼吸道的通畅　积极治疗呼吸道感染,遵医嘱应用抗生素、使用祛痰的药物、行超声雾化治疗。还可以通过拍背、主动有效咳嗽咳痰、胸部物理治疗等措施促进气道分泌物的排出。针对肺脓肿和支气管扩张等有大量痰液的病人,行体位引流排出痰液。治疗期间,注意观察痰液的颜色、量和性状。经过治疗后症状消失 2~3 周再进行手术。避免术后并发呼吸道感染。

（1）有效咳嗽排痰：手术后受麻醉的影响以及因为手术切口疼痛,病人害怕甚至不愿意咳嗽排痰,因而容易引发肺部感染、肺不张等并发症。因此,术前指导病人学会有效地咳嗽排痰十分必要。有效咳嗽的训练方法分为三种：①爆发性咳嗽：是指病人先深吸气而后声带关闭，随之胸膜肌骤然收缩，用力咳嗽一声将气流冲出。②分段咳嗽：是指连续性小声咳嗽，逐渐驱使支气管分泌物脱落咳出。③发声性咳嗽：是指病人深吸气，然后张口保持将声门开放后再咳嗽。

（2）叩背：将手指并拢，掌心微弯曲呈背隆掌空的杯状，从肺底到肺尖反复叩击背部，使肺内分泌物松动。叩击不可在裸露的皮肤上进行，力度以病人不感到疼痛为宜。

（3）震动胸壁：当病人缓慢作呼气时，护士用手震动胸壁 4~5 次 / 分，目的是使该处下方呼吸道内分泌物松动，易于咳出。

5. 手术前呼吸功能的锻炼　行腹部手术的病人，术前锻炼胸式深呼吸；行胸部手术的病人，术前锻炼腹式深呼吸。呼吸运动的锻炼简便易行，术前一周开始进行，配合适当的体育锻炼，可以加强呼吸肌的肌力和耐力，以利肺泡的扩张，增加肺泡通气量，预防术后肺不张，还可减轻手术后病人的疼痛。

（1）腹式呼吸法：是采用深而慢的均匀动作呼吸，病人取半卧位，两膝半屈（或在膝下垫一小枕）使腹部肌肉放松，两手分别放于前胸和上腹部，用鼻缓慢吸气，膈肌松弛，腹部凸起，放于腹部的手有向上抬起的感觉，而胸部的手原位不动；呼气时，腹肌收缩，腹部凹入，腹部的手有下降感。病人可每天进行练习 1~2 次，每次练习 5~15 分钟，逐渐养成平稳而缓慢的腹式呼吸习惯。需要注意的是，呼吸要深长而缓慢，尽量用鼻而不用口。

（2）缩唇呼吸法：是以鼻吸气、缩唇呼气，即在呼气时，收腹、胸部前倾，口唇缩成吹口哨状，使气体通过缩窄的口型缓缓呼出。吸气与呼气时间比为 1∶2，慢慢地呼气，以吸气与呼气时间比 1∶4 作为目标。要尽量做到深吸慢呼，以不感到费力为适度，每天锻炼两次，每次 10~15 分钟。

三、术前呼吸道准备的评价

1. 病人是否能进行有效的呼吸功能的锻炼，呼吸功能得到改善。
2. 病人是否学会有效的咳嗽、咳痰的方法，呼吸道通畅。
3. 病人的急慢性感染是否得到很好的控制。
4. 病人是否能够充分的休息，安全接受手术。

四、术前呼吸道准备的注意事项

术前病人行呼吸功能的锻炼及有效的咳嗽、咳痰训练，吸烟的病人常规戒烟两周。如果病人已经出现肺部感染或基础肺部疾病，术前应行体位引流,雾化吸入,必要时遵医嘱使用抗生素,将基础疾病控制在稳定期方能进行手术。

第七节 术前肠道准备

一、术前肠道准备的目的及意义

肠道准备广泛涉及基础护理工作与院内感染的控制,与临床医护质量、并发症的发生密切相关,甚至直接决定手术或检查的结果。肠道准备的目的是使结肠内粪便排空、无胀气,减少肠道内细菌。理想的术前肠道准备,具有安全、应用范围广、费用低、清洁效果好、操作简单,同时不干扰水、电解质平衡的特点,能确保手术或检查的顺利进行,提高护理质量。

二、术前肠道准备的实施

(一)护理评估

1. 病人评估

(1)了解病人病情、健康史、既往病史、用药情况、临床诊断、意识形态、心理状况、理解配合能力。

(2)询问平日排便次数、量、颜色、性状以及近来有无改变。询问有无便秘、腹泻、排便失禁的相关症状。

(3)消化系统状况、呕吐物和排泄物性状、电解质平衡状况、营养状况和身高体重等。

(4)有无不良生活方式,病人职业和生活习惯,喜欢从事活动等。

(5)病人日常饮食习惯,每日进食次数,是否有饮酒等嗜好。

2. 体格检查

(1)一般情况:观察躯体活动能力,有无活动受限或行动迟缓,有无精神紧张、焦虑、恐惧、烦躁等。

(2)直肠、肛门:观察肛门及周围有无痔疮、肛裂等。

(3)腹部:有无便秘、腹泻、尿潴留等体征。

3. 辅助检查

(1)腹部平片、纤维结肠镜或钡剂灌肠等检查查看肠道基本情况。

(2)粪便检查了解消化系统有无炎症、出血、寄生虫感染及恶性肿瘤等疾患。

(二)护理目标

1. 病人在肠道准备过程中无不良反应及并发症发生。

2. 结肠内粪便排空、无胀气,减少肠道内细菌。

3. 依据病人情况采用合适的肠道准备方法。

（三）护理措施

1. 采取有效措施,促进舒适感

（1）休息:为病人创造良好休息环境,保证病人休息与睡眠。

（2）促进心理放松:向病人解释肠道准备目的、方法、注意事项、配合要点。安慰病人,减轻病人焦虑与恐惧。

2. 维持体液平衡

（1）遵医嘱根据病情采取补液处理。

（2）肠道准备期间予以高蛋白、高热量、高维生素、易于消化的少渣或无渣饮食。

3. 合理选择适合病人的肠道准备方法

（1）饮食准备:常规为 1~2 日前进清淡少渣低脂饮食;前一晚进流质饮食;手术当日术前禁食 8 小时,禁饮 6 小时。单独控制饮食并不能达到肠道准备的目的,但却是各种检查和手术普遍应用的肠道准备的基础辅助方法。

（2）灌肠法:灌肠法是将一定量的液体由肛门经直肠灌入结肠,帮助病人清洁肠道、排便、排气或由肠道给药,以协助确定诊断和达到治疗目的的方法。自制软皂液是常用的灌肠液。由于大肠内环境为微碱性,pH 7.0~8.4,偏酸性药物会产生刺激性,而软皂 pH 在 10~11,具有乳化性能,可起到清洁作用。也有用生理盐水或清水术前晚及术晨清洁灌肠,还有个别使用明矾溶液（明矾 20g,蒸馏水 500ml,生理盐水 500ml）。妊娠、急腹症、严重心血管疾病等病人禁忌灌肠,肝昏迷病人禁用肥皂水灌肠以减少氨的产生,充血性心力衰竭和水钠潴留病人禁用 0.9% 氯化钠溶液灌肠。

（3）口服西药导泻法

1）甘露醇:甘露醇入小肠后不被吸收,从而可以提高肠液的渗透压,导致高渗性腹泻,继而排出粪水。在术前 1 日午餐后 0.5~2 小时内口服 20% 甘露醇 250ml,半小时后口服 5% 葡萄糖盐溶液 1000~1500ml,能达到有效腹泻、清洁肠道的效果。因甘露醇可被肠道中的细菌酵解,术中用电刀时可引起爆炸,因此在进行高频电凝电切治疗前,须选用其他肠道准备方法。年老体弱,心、肾功能不全者也禁用甘露醇灌肠。

2）比沙可啶:比沙可啶属二苯甲烷类刺激性泻药,口服或直肠给药后,转换成有活性的代谢物,在结肠产生较强刺激作用,从而引起排软便。比沙可啶还可抑制结肠内 Na^+、Ca^{2+} 及水分的吸收,使肠内容积增多,引起反射性排便。不需要提前控制饮食,只要术前 1 日晚一次性口服药物加服生理量液体即可。该药有较强刺激性,可致肠痉挛、直肠炎等。老年人且极度虚弱者应慎用,癌性梗阻病人不宜应用。

3）硫酸镁：临床上常规使用的 50% 硫酸镁溶液属容积性泻药，大量口服后其硫酸根离子、镁离子在肠道难吸收，产生的肠内容物高渗又可抑制肠内水分的吸收，增加肠腔容积扩张肠道，刺激肠道蠕动，从而产生导泻作用。硫酸镁对肠黏膜有化学性刺激，但不损伤肠黏膜。于手术前 12~14 小时开始口服 80~100ml，30 分钟后口服葡萄糖盐水 1000~2000ml。硫酸镁法清洁肠道能达到较为理想的效果，而且准备时间短，一般 2 小时左右可排出半流体或水样便，但老年病人、急性发作的青光眼病人对此法难以接受，心、肾功能不全及高血压病人禁忌使用。

4）电解质溶液：起于 20 世纪 70 年代，是目前仍然在临床广泛使用的肠道准备方法之一。用于肠道手术时，用氯化钠 18g、碳酸氢钠 8.8g、氯化钾 2.2g 加温开水 3000ml，于手术前 12~14 小时开始口服。电解质溶液法较为安全、简便易行，但饮水量大，部分吸收的电解质溶液会增加心脏前负荷或引起水钠潴留，心肾功能不全、有肠梗阻迹象者不宜采用此法。

5）复方聚乙二醇电解质溶液：20 世纪 80 年代 Pavis 等首先应用了聚乙二醇（PEG）非吸收性渗透性洗肠剂，使用该法肠道清洁度好。用溶液配以一定浓度氯化钠、氯化钾和碳酸氢钠等电解质，电解质浓度和肠液相近，大量服用对体液代谢无明显影响，不会导致电解质紊乱。服用方法：用于肠道手术，手术前一日下午开始口服；但肾衰、充血性心衰病人不宜使用。

6）磷酸钠口服液：磷酸钠口服液属渗透性导泻药，口感好，口服磷酸钠进行肠道准备可以很好克服洗肠液用量过大、部分病人难以耐受的缺点，临床上有良好的依从性和清洁肠道效果。其成分为复方制剂，其组分为磷酸二氢钠和磷酸氢二钠。磷酸钠溶液过量可能导致肠黏膜改变和电解质紊乱，尤其是高磷、低钙、低钾血症、高钠和脱水。因此磷酸钠的运用在一定程度上也受到了限制，禁用于先天性巨结肠、肠梗阻、腹水征、充血性心脏病或肾功能衰竭病人。

（4）口服中药导泻法

1）番泻叶：是临床常用的缓泻药。番泻叶经胃、小肠吸收后，在肝中分解，其分解产物经血行而兴奋盆腔神经节以收缩大肠，刺激大肠增强肠壁张力和蠕动，引起排便。服药后 4~8 小时开始排便，一般在手术前 1 日中午用 20g 番泻叶泡水饮用。此方法清洁肠道作用缓和，也不影响病人夜间睡眠，特别适用于中老年病人，有痔疮、肛裂者，口服时如同饮茶，无特殊异味，病人易于接受。但大剂量服用时，对肠壁有很强的刺激，导致肠蠕动亢进，出现腹痛。此外，番泻叶有出现过敏反应、上消化道出血、癫痫样发作、神经系统中毒等不良反应，故对年老体弱、小儿、孕妇等应慎用，同时要注意合理掌握用药剂量。

2）蓖麻油：蓖麻油为蓖麻子的提取物，其本身没有直接的致泻作用。蓖麻油服入后在小肠上部被脂肪水解，释放蓖麻醇酸，再刺激肠道平滑肌，抑制水和电解质的吸收，从而发挥导泻作用。蓖麻油用于肠道清洁，历史较长，作用温和，但口感差，肠道清洁效果欠理想。

三、术前肠道准备的评价

1. 肠道清洁度　如肉眼观察粪水内粪渣量，肠黏膜电镜扫描观察清洁程度和细菌形态。

2. 氢呼吸实验　空腹呼氢水平可作为评价肠道细菌生长，反映肠道准备质量的指标。

3. 肠道菌群分析　无论何种准备方法都会干扰肠道正常菌群，影响肠腔微生态环境，肠道菌群分析可观察肠道潜在致病菌和正常菌群的变化，反映选择性消化道去污染效果。

四、术前肠道准备的注意事项

1. 术前肠道准备适用于无完全性肠梗阻的病人，对部分性梗阻者可酌情采用。对于高龄病人，只要一般情况良好均可采用。对妊妇、严重心脏病及肝硬化病人应谨慎使用。

2. 准确掌握灌肠溶液的温度、浓度、流速、压力和溶液的量。灌肠时病人如有腹胀或便意，嘱病人做深呼吸，以减轻不适。灌肠过程中随时注意病人的病情变化，如发现脉速、面色苍白、出冷汗、剧烈腹痛、心慌气急时，应立即停止灌肠并及时与医生联系，采取急救措施。

第八节　术前药物准备

一、术前药物准备的目的及意义

术前药物准备的目的是使手术病人能够更好地配合手术与麻醉，降低心理应激引起的并发症，也可有效地降低外科手术术后切口感染率，减轻炎性反应，帮助病人尽快康复。术前药物准备是手术顺利进行的前提，也是术前准备中不可忽视的重要组成部分。

二、术前药物准备的实施

（一）麻醉前用药

麻醉前用药能消除病人紧张、焦虑及恐惧的心理，减少全麻药用量及其副作用,使病人对一些不良刺激可产生遗忘作用,这也是对病人的一种保护性措施。麻醉前用药有以下几个目的:一是提高病人的痛阈,缓和或解除原发疾病或麻醉前有创操作引起的疼痛,以便病人在麻醉操作过程中能够充分合作;二是抑制呼吸道腺体的分泌功能,减少唾液分泌,保持口腔内的干燥,以防发生误吸;三是消除因手术或麻醉引起的不良反射,特别是迷走神经反射,抑制因激动或疼痛引起的交感神经兴奋,以维持血流动力学的稳定;四是防止术后恶心呕吐。针对上述用药目的,临床上常规选用以下五类麻醉前用药:

1. 镇静催眠药　属于中枢神经抑制药,对中枢神经系统具有广泛的抑制作用,其作用因剂量不同而异。最常用的是巴比妥类的鲁米那,成人100~200mg;小儿2~4mg/kg,麻醉前1~2小时肌注。一般小剂量时可产生镇静作用,使病人安静、活动减少或缓和激动,并可诱导睡眠;中等剂量时可引起近似生理性睡眠;大剂量时则产生麻醉作用;过量可造成生命危险。

2. 麻醉性镇痛药　作用于中枢神经系统,选择性抑制痛觉,而对其他感觉无影响,并保持意识清醒的药物。这类药均具有较强的镇痛作用,用在术前能提高痛阈,有的还具有明显的镇静作用。与全身麻醉药有协同作用。

(1)吗啡:吗啡镇痛镇静作用强,肌注15分钟起效,30分钟后出现情绪稳定、焦虑心理消失、嗜睡等现象。成人0.15~0.20mg/kg,小儿酌减。老年、体弱、危重病人、有呼吸系统疾病的病人慎用。

(2)哌替啶:镇痛作用是吗啡的1/10,肌注1~2mg/kg,麻醉前30分钟注射。

(3)芬太尼:镇痛作用是吗啡的80~100倍,是哌替啶的350~500倍。成人静脉注射0.1mg以上可引起呼吸抑制。术前30分钟0.1~0.2mg肌注,较少抑制呼吸。

3. 神经安定镇痛药　神经安定药和强度镇痛药使病人处于安静的麻醉状态。

(1)氯丙嗪:具有较强的镇静催眠作用,适用于低温麻醉和小儿术前用药,老年、体弱多病及严重心脏病病人慎用。成人25~50mg,麻醉前1小时肌内注射,小儿1~2mg/kg肌注;静脉用药剂量减半。

(2)异丙嗪:镇静、镇吐、抗痉挛、降低体温等,作用较氯丙嗪弱,如与氯丙嗪合用剂量相应各减少1/2,抗组胺作用较强。

4. 苯二氮类药　具有抗焦虑、抗惊厥、肌肉松弛、镇静和催眠等作用。

(1)地西泮:也称安定,适用于一般状态较差、循环功能差的病人,0.1~0.2mg/kg,口服或静脉注射效果较好,肌注效果差。半衰期较长,老年人用量酌减。

(2)咪达唑仑:即咪唑安定、咪达仑(力月西)。咪达唑仑的消除半衰期较短(1~4小时),随年龄增长,咪达唑仑的半衰期也延长。咪达唑仑与地西泮一样,都在肝内被微粒体氧化酶分解,其分解产物仍有活性,但相对较弱,适用于门诊病人。成人5mg,术前30分钟肌注;小儿0.5mg/kg,口服。

5. 抗胆碱药 可减少呼吸道分泌物,有干燥呼吸道的作用。小儿应用抗胆碱药可防止因喉部刺激和缺氧引起的心动过缓。

(1)阿托品:常用剂量0.5mg,术前30分钟肌内注射,可引起心率增快。老年人和新生儿心率增快不明显,甲亢病人和术前心率较快的病人不适合应用。

(2)东莨菪碱:常用剂量0.3mg,术前30分钟肌内注射,有中枢镇静作用,可与吗啡产生协同作用。对呼吸道腺体分泌作用较阿托品稍弱,适用于甲亢和心率较快的病人。

(3)长托宁:盐酸戊乙奎醚,是一种新型选择性抗胆碱药,可透过血脑屏障,较好地拮抗有机磷中毒引起的中枢中毒症状。长托宁作为术前用药,可减少呼吸道腺体分泌,对心率影响较小,适用于心血管手术病人术前用药。成人0.5mg,小儿0.01mg/kg,麻醉前30分钟肌注。

(二)术前抗菌药

围手术期术前用药,应综合考虑致病菌、手术范围、手术部位与污染程度、手术持续时间、病人机体状况等因素,合理选用抗菌药物。术前抗菌药物的使用原则包括:①疗效肯定、安全、有效、使用方便及价格相对较低的品种。②抗菌药物剂量要足够。③根据药物半衰期决定用药次数。④一般用β-内酰胺类抗生素。⑤首次给药时间为术前0.5~1小时,如术前存在感染需常规使用抗菌药物者,仍遵循术前0.5~1小时使用一次的原则。⑥静脉足量给药,如手术时间≥4小时者术中再追加一次。

不同手术部位与污染程度的术前抗菌药物的使用原则不一样。

(一)清洁手术

1. 甲类 手术野为人体无菌部位,局部无炎症、无损伤,也不涉及呼吸道、消化道、泌尿生殖道等人体与外界相通的器官。如疝、乳房、甲状腺、精索静脉、大隐静脉曲张等一般中小清洁手术,原则上可不用抗菌药物。如需使用,可术前0.5~2小时内或麻醉开始时使用。

2. 乙类 手术范围大、时间长、污染机会增加,手术涉及重要器官或异物植入手术,如头颅、心脏、眼内、胸部、骨、人工心脏瓣膜植入、永久性心脏起搏器放置、人工关节置换等大型清洁手术,以非限制性抗菌药物(β-内酰胺类抗生素、氨基糖苷类抗生素、大环内酯类抗生素、四环素类抗生素)术前0.5~2小时使用为主。在糖尿病或免疫功能低下等情况下的介入治疗可参照此类用药。

（二）清洁－污染手术

上、下呼吸道,上、下消化道,泌尿生殖道手术,或经以上器官的手术(如胃、肠、肺、耳鼻咽喉科、妇产科、口腔颌面外科等手术)及开放性创伤,由于手术部位存在大量人体寄殖菌群,手术时可能污染手术野引致感染,故需预防用抗菌药物。原则上预防用药时间亦为 24 小时,必要时可延长至 48 小时。如经阴道子宫切除术,可用至术后 2~3 天。

（三）污染的手术

由于胃肠道、尿道、胆道体液大量溢出,或开放性创伤未经扩创等已造成手术野严重污染的手术,如脓肿切开引流、化脓性胆管炎、骨髓炎、肠穿孔、腹膜炎等术前已明确感染的手术,从围手术期起即按治疗性使用抗菌药物原则。

三、术前药物准备的评价

1. 病人是否存在肌内注射疼痛,口干的发生率、术前准备的满意度。

2. 术后 3 天病人的白细胞数恢复正常,体温、心率恢复正常的时间,切口感染率和住院天数等。

四、术前药物准备的注意事项

1. 麻醉前用药 ①一般情况差、年老、体弱、恶病质、休克和甲状腺功能低下者,吗啡类及巴比妥类药剂量应酌减。②呼吸功能不全、颅内压升高或产妇应禁用吗啡等麻醉镇痛药。③体壮、剧痛、甲亢、高热及精神紧张者,镇痛及镇静药均应酌增。④甲亢、高热、心动过速者应不用或少用抗胆碱药,必须用者可选用东莨菪碱。

2. 术前抗菌药 ①使用抗菌药物之前应做皮试。②抗菌药皮试结果 24 小时有效,术前使用抗菌药应在 24 小时内完成;皮试结果阳性者,不可选用该种抗菌药。③肾功能减退者、肝功能减退者、老人、儿童等,应酌情使用抗菌药。

第九节 术前心理护理

一、术前心理护理的目的及意义

围手术期病人术前心理护理是针对病人术前的心理状态给予必要的心理诱导、心理支持,解除心理负担,减轻或消除术后不良反应,促进病人健康的一种护理手段,也是保证手术治疗顺利进行的必要环节。为了改善外科手术病人各种不良心理状态,确保手术顺利进行,手术后得到最好的效果,术前做好心理护理是十分重要的。

二、术前心理护理的实施

（一）术前病人心理特点的评估

1. 焦虑心理　这是病人术前担心手术会带来影响自身安全和其他不良后果的一种心境。术前之所以会普遍存在恐惧焦虑的心理反应，是因为病人对手术治疗疾病的目的、意义、预后、必要性、迫切性等缺乏足够的认识，加之周围环境的不良刺激，使病人容易产生担忧和惧怕。

2. 抑郁心理　手术对病人来说意味着脏器组织的破坏或丧失，可因此而引起负性情感增强，表现出闷闷不乐、忧愁压抑的心境。由于每个人的个性及手术部位和性质不同，可以产生轻重不等、表现不一的抑郁情绪变化。

3. 猜疑心理　由于手术尤其是大手术，可能使病人的生活、工作规律发生改变，由此可导致病人对任何事物均异常敏感，而且将信将疑，甚至处于偏信和否定的矛盾状态之中。这是自我防卫和自我暗示作用的结果。术前细心观察别人的一言一行，一举一动，听到别人低声细语就以为是在讲自己的病情严重或无法救治，把别人的安慰和关心认为是暗示自己将不久于人世，或担心误诊，怕手术部位错误，甚至否认自己患病。

4. 择优心理　病人为了满足安全的需要，迫切希望具有高水平的医生为自己做手术，同时也希望得到技术熟练、态度和蔼的护理人员为自己提供护理。

5. 生与死体验心理　许多疑难、复杂、重要器官手术的病人，手术风险极大，极易发生意外情况。手术对病人的生命是一次严峻的考验，病人因此而产生一种面临死亡的威胁感，手术确定后流露出即将与亲人永别的悲伤情感，进手术室时此种情感最为强烈。

（二）护理目标

1. 提供良好的心理环境，减轻病人心理负担。

2. 满足病人的合理需要，消除不良的情绪反应，提高病人适应能力。

（三）护理措施

1. 术前教育　术前教育对减少忧虑恐惧，增强自信心，促进组织修复和机体恢复均有显著作用。研究发现，无论是对病人单独进行术前教育，还是对病人和其亲属共同做术前教育，接受术前教育者均比未接受术前教育者住院日数减少，卧床时间缩短，麻醉药使用量减少，病人更为合作，提出问题减少，表现出的焦虑、忧虑程度较轻，松弛能力提高，而且和亲属共同接受术前教育者比单独由病人接受术前教育者更明显。术前教育的内容有以下几方面：

（1）解释手术的目的、意义、方法、预后,使病人对手术有比较全面的了解。

（2）说明术前准备的目的、意义,取得病人在化验、X线检查、备皮、灌肠、导尿、插胃管等操作时的合作。

（3）说明术前用药的目的、意义和时间。

（4）向病人家属说明手术的目的、意义、预后,讲述手术中、手术后可能出现的意外情况和并发症,指导家属给病人以鼓励和支持的方式方法,争取家属协助医护人员给病人以良好的帮助和护理。

2. 术前训练 术后病人的某些生理功能、机体状态将会发生改变,尤其是伤口疼痛给病人带来许多限制。在术前认真做好功能训练,将术后痛苦减少到最低限度。

（1）训练病人在床上排便、翻身、深呼吸、咳嗽,要告知病人注意事项,并使病人了解做这些动作对预防术后并发症的意义。

（2）讲解用手固定伤口的方法,训练病人和家属用手固定伤口,以减轻因活动、咳嗽造成的伤口疼痛。

（3）训练病人在床上进行下肢运动,使病人了解下肢运动对预防下肢静脉栓塞的意义。

（4）说明术后引流管的作用及保护措施,引导病人及家属注意引流管的保护。

3. 心理指导 术前病人的心理应激直接影响手术的效果,通过心理指导,使病人保持平静而乐观的情绪,有充分的思想准备,增加营养,保证睡眠,树立必胜的信心。指导病人进行放松训练,使其情绪稳定,肌肉松弛,增加对手术的耐受力,加速恢复机体功能。

4. 消除思想顾虑 医护人员应尽最大可能地满足病人的心理需要,根据手术难度适当地安排相应的手术医师,术前给病人以暗示,使其相信施术者的医术、医德会确保手术的成功和病人的安全。在术前,还应对病人进行坚定信心的教育,暗示其手术能成功。

三、术前心理护理的评价

1. 采用抑郁自评量表（SDS）及焦虑自评量表（SAS）进行心理测试,通过病人主观判断,反映客观实际的心理护理效果。

2. 观察病人住院治疗过程中心理变化及基本康复出院所需治疗时间。

四、术前心理护理的注意事项

1. 讲解方法要因人而异 因病人年龄不同,对手术的认知程度不相同,产生的焦虑程度及其焦虑的方面也不相同。因此,解释方法要有针对性,以取得病人的协作与配合。

2. 不同文化程度的病人对焦虑的程度不同　对于文化素质较高的病人来说,他们的自我保护意识较强,对生活质量的要求越高,经常看一些与自己疾病有关的书籍,却不一定能正确了解自己疾病的程度,因此焦虑和恐惧压力较大。应针对不同文化程度的病人采用不同教育方法,耐心聆听病人提出的问题和要求。

3. 给予合理的解释以及适当的保证,消除焦虑心理以满足病人的要求。

4. 联合周围人群的力量,让病人知道其他病人、家属及医生都很关心他,树立战胜疾病的信心。

第十节　术前病人交接流程

一、术前病人交接的目的及意义

手术病人的正确交接是保证病人围手术期安全的一个重要环节。虽然病人交接只是围手术期非常短暂的一个过程,但如果交接流程不科学、交接内容不全面,将难以保证病人安全和手术的顺利进行。因此规范交接流程,从而使病房与手术室之间的病人交接有据可依,能有效提高护理质量和工作效率,保证病人的手术安全。

二、术前病人交接流程的实施

(一)护理评估

1. 病人　了解病人身体状态(皮肤、意识、肢体活动度等),基本生命体征,术前准备是否完善,心理适应能力。

2. 用物　查看手术中需要携带的用物是否正确、齐全、质量完好无损。查看辅助药物的名称、浓度、剂量、包装、质量等。影像资料携带是否正确、齐全。

(二)护理目标

1. 病人交接清楚、无错误,用物携带正确、无遗漏。

2. 病人情绪平稳、心理状态稳定,能配合。

3. 交接流程科学,交接内容无遗漏。

(三)实施措施

可按如下交接流程实施,见图4-3。

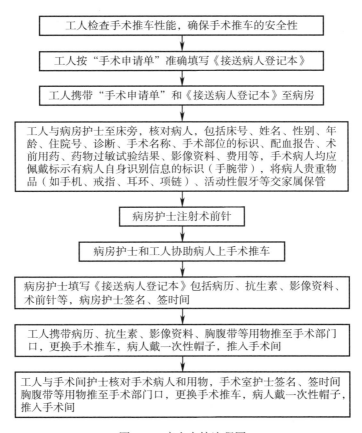

图 4-3　病人交接流程图

三、术前病人交接流程的评价

1. 术前病人交接内容无遗漏,无错误,无交接不清。

2. 明确交接内容,便于交接,并防止因物品及其他原因准备不足造成的时间延误。

3. 责任明确,减少医疗纠纷的发生,使病人交接安全。

四、术前病人交接流程的注意事项

1. 术前交接以病人为中心,加强护士全程护理的服务意识,完善优质护理服务内容。

2. 交接流程要规范,减少纠纷差错发生。

3. 交接详细,清楚,无遗漏。

第五章 术中护理

第一节 概　　述

一、术中护理的目的及意义

术中护理是在手术室,护士对某台手术所做的术前准备、术中协助、术后处理以及为病人的手术提供的所有护理活动,包括术前手术间环境以及各种用物的准备、病人的心理护理、保温、手术体位的安置、术中用药、输液、输血治疗、病人的转运以及各个工作环节的核查等。术中护理是围手术期护理的重要组成部分。

二、术中护理的要求

(一) 护士要求

早在 19 世纪晚期就出现了对手术室护士特性的描述,如:具备灵活的头脑和锐利的眼睛;拥有不容易激动或混乱的心境;具备判断不寻常情况的能力;能够提供最大限度的帮助等。要给病人提供安全、舒适的术中护理,对手术室护士包括在思想道德、专业素养、身体、心理等方面均提出了很高的要求。

1. 思想道德　手术室护士应该具有良好的医德和协作精神,对病人有高度的责任心和同情心,在工作中必须做到忠于职守,遵章守纪和严格自律,更应该具备顾全大局、理解支持的团队协作精神。

2. 专业素养　手术室护士应掌握手术室的管理,无菌操作技术,各类手术的配合,手术室的各项操作流程以及如何给病人提供优质的整体护理服务。因为外科领域手术学发展迅速,新技术、新仪器、新设备不断推陈出新,手术室护士还应具有刻苦学习,不断进取,勇于实践,锐意改革的精神。

3. 身体素质　手术室的工作特点是紧张、繁忙,长期站立,注意力高度集中,工作时间长且不规律,需随时进行急诊手术和危重病人的抢救。因此,手术室护士应该具有强健的体魄,保持良好的精神状态,以胜任术中护理繁重的工作任务。

4. 心理素质方面　手术室的工作性质特殊,护理人员在手术护理配合中需要注意力高度集中,保持机动灵活、忙而不乱的工作状态,对随时出现的意外情况能够做到沉着稳定、从容处理,有较强的自我控制能力和应变能力,这就要求术中护理的手术室护士具有反应敏捷,灵活主动,适应能力和耐受力强的心理素质。

(二)无菌要求

感染是外科领域中常见的严重并发症,控制手术部位感染的发生是手术成败的关键之一。为了预防手术部位的感染,整个手术护理过程中的无菌要求是非常严格的,手术室护士不仅应掌握并严格遵守无菌操作原则,还应监督和指导其他团队成员严格执行无菌技术操作。

1. 无菌物品 所有在手术台上使用的物品均须达到灭菌要求,能耐湿耐热的物品尽量采取高压蒸汽灭菌的方式灭菌,其余物品采取过氧化氢等离子或环氧乙烷等低温灭菌方式进行灭菌,按要求进行监测,确保达到灭菌效果。过氧化氢低温等离子不能用于内植入物的灭菌。一次性灭菌包装物品应该有明确的灭菌方式说明、双层包装。无菌物品应该标签清晰、包装完整、在有效期内。

2. 无菌技术 手术室的无菌技术包括外科手消毒,术野皮肤消毒、铺单,建立无菌器械台,打开无菌物品,倾倒无菌液体以及手术台上的各项操作,这些操作贯穿于整个手术过程。手术人员应该有非常清晰的无菌概念以及严谨的无菌观念,自觉遵守无菌操作原则并执行各项无菌操作技术,避免对手术切口造成污染。

(三)查对要求

与术前、术后护理相比,术中护理查对的内容更广泛、要求更严格,贯穿于术中护理的每个环节、每项操作中。整体而言包括病人查对,手术部位、手术方式查对,手术用物清点及完整性检查,手术体位查对,手术标本查对,术中用药、输液输血查对等。所有查对操作的实施都由具有执照的手术医生或麻醉医生、洗手护士和巡回护士面对面进行核实,并逐一进行记录,记录以后需由第二人审核确认。任何人对任何一次查对如有异议,均应暂停手术,等待核实清楚以后继续进行下一步的操作。

(四)环境要求

手术室环境清洁是控制手术部位感染的重要因素,一般清洁由护士和手术室保洁人员共同完成。手术室护士有责任对保洁人员的工作进行监督和指导。注意达到以下要求:①随时保持手术室各处地面清洁干燥,如有血液溅落到地板或器具上,应立刻进行清洁消毒。②手术前半小时,用清水湿抹室内物品及仪器设备以去除表面的灰尘;凡是从外面进入手术室的推车和仪器等均先在缓冲区擦净灰尘再进入手术间。③每台手术完成后,将使用过的器械、敷料、垃圾等移出手术间,对被体液污染的物体表面及地面进行消毒清洁后,下一台手术病人和无菌包才能进入手术间。④全天手术完成后,用化学消毒剂擦净物品及仪器设备后,再用清水擦干净;将室内物品归回原位,摆放整齐。⑤每周末彻底清洁手术间及辅助用房、内外走廊、天花板、墙壁、门窗、物品、壁柜等。

三、围手术期管理护士在术中护理的作用

现代护理实施以病人为中心的整体护理,围手术期管理护士在术中护理中不仅应该注重手术病人的生理、心理和社会方面的需求,更应该利用自己的专业知识协助医生给病人提供安全高效的手术治疗。围手术期管理护士的作用包括:

(一)给病人提供安全舒适的护理

为病人提供安全、舒适的手术环境,帮助他们顺利、安全度过围手术期。运用专业知识和良好的沟通能力,协助、指导病人及家属为手术做准备;能够体察到病人各方面的需求,运用判断能力和专业知识及时提供专业化的帮助;运用专业知识和经验,在术中对病人进行评估,通过护理措施干预,将危害降到最低。

1. 手术间管理　病人进入手术室之前,手术室护士根据手术切口的类型准备相应的手术间,调节到适宜的温湿度,做好手术环境、手术物品、仪器设备的准备。手术过程中保持手术间整洁、安静,根据手术进展随时调节手术间的温度,让手术人员和病人均感觉舒适。手术过程中尽量控制手术间人员数量及人员的流动,以免影响手术间空气洁净度。病人离开手术间后,分类处理手术间的术后物品及垃圾,对物体表面、地面进行消毒清洁。

2. 病人的管理

(1)心理护理:病人进入手术室期间,手术室护士热情接待病人,对照手术安排表核实病人身份及手术部位,确保手术病人、手术部位和手术方式正确。主动耐心与病人沟通交流,减轻其恐惧和紧张心理,让其保持平稳的生理、心理状态接受麻醉和手术。

(2)建立静脉输液通路:根据手术体位,预计术中出血量选择静脉穿刺部位及穿刺针的型号,以确保术中输液、输血能够满足手术的需要。

(3)体温管理:在手术间的空调环境中,注意手术病人的保温护理,防止病人在手术过程中受凉感冒甚至产生低体温现象,影响术后苏醒及术后康复。

(二)协助手术医生完成手术

协助手术医生安置手术体位;了解手术的程序与步骤,根据手术和病人的情况准备手术所需要的器械和用物;观察病人生命体征的变化,协助麻醉医生及时实施输液、用药等治疗手段,保持病人生命体征平稳,给手术医生创造安

全的手术条件。

1. 体位的安置与管理　根据病人的体质情况、手术时间长短、手术体位种类,对手术病人采取有效的保护措施,协助手术医生安置舒适安全的手术体位,并加强术中手术体位的安全管理,预防术后软组织损伤及神经血管损伤。

2. 手术配合　熟悉各专科手术操作的步骤、各种手术器械的用途、各位手术医生的习惯,积极主动协助手术医生的手术操作,保障给病人实施安全、高效的外科手术。

3. 输液、输血的管理　手术中输液、输血是手术室常用的治疗手段,掌握有关输液、输血的理论知识和操作技能,根据病人生命体征及时提供输液、输血治疗,是配合手术的基本保证。

（三）其他

及时、正确书写各类护理文书,以保护病人和自身的权益。

第二节　手术室环境管理

一、手术室环境管理的目的及意义

空气中的飞沫、尘埃携带着微生物,可来自大自然的自然空气、物体表面,也可来自人们说话时的唾沫以及人员走动时的散布,可成为播散病原体的媒介。手术病人可带有不同的病原微生物,对手术间空气和物体表面造成污染,其他的手术病人或工作人员可通过呼吸被污染的空气或接触物体表面,也容易造成交叉感染。因此,控制手术室内的微粒数及细菌含量,使手术室环境符合各类手术的要求,能有效控制手术部位感染。及时处理各种传染源,切断传播途径,能有效控制医源性交叉感染。

二、手术室环境管理的实施

（一）手术室日常消毒与清洁

保持手术室环境的清洁度,除了保障空气洁净系统正常运转之外,应该按照以下环节对环境进行消毒及清洁进行:

1. 手术前进行平面清洁　每日手术前对手术间所有物体表面按照从中心到周边、从清洁到污染、从上到下的原则进行一次全面清洁,做到物体表面无污迹、无灰尘。

2. 手术中环境管理　手术中尽量减少手术间内人员流动,保持门处于关闭状态,各类医疗废物分别入篓;保持地面整齐干净,如被血液、体液污染,及时进行消毒处理。

3. 连台手术间物体表面的消毒及清洁 每完成一台手术之后,对于被血液、体液污染的区域应该先消毒、后清洁,清洁物体表面及地面以后再进行下一台手术。

4. 手术间的终末消毒 每日手术结束后对手术间的物体表面及地面进行彻底消毒及清洁,对被血液、体液污染的区域使用相应浓度的消毒液进行消毒;使用含有效氯 500mg/L 的消毒液湿抹其他区域,再用清水去除消毒液。

5. 辅助用房及走廊的清洁 每天清洁辅助用房的物体表面及走廊的门窗各一次,分别于上午、中午、下午、晚上常规清洁辅助用房及走廊地面一次,如果污染及时消毒及清洁,以随时保持地面洁净、干燥。

6. 每周清洁 每周末对手术室整个环境进行一次彻底的清洁,包括消毒清洁送风口、回风口的过滤网,消毒吸引瓶及垃圾桶,清洁天花板、墙壁、所有仪器设备表面及壁柜、抽屉内表面等。

7. 特殊感染手术后手术间环境消毒及清洁 特殊感染包括朊毒体感染、气性坏疽以及原因不明的感染。对于以上病原体感染病人手术后的手术间应该按照不同病原体感染的处置要求对手术间的环境进行严格的消毒及清洁处理。对于其他病人术后手术间的环境处理应该严格按照标准预防的措施进行。

8. 手术室物品的消毒及清洁 接送手术病人的平车内外分开使用,在缓冲区交换。平车每天消毒清洁一次,如果污染应及时消毒清洁。接触病人身体的被套、床单等一次性使用,如重复使用应该一人一换一消毒清洗。接触病人的体位垫每次使用之后及时进行消毒与清洁,非直接接触者则每周消毒清洁一次。

9. 清洁工具的消毒及清洁 清洁用的抹布以及拖布一用一消毒一清洗,使用清洗消毒设备集中处理,选择不掉尘的抹布和拖布,避免对空气造成污染。

(二)空气净化系统的管理

1. 日常运行管理 严格掌握空气洁净系统的正确使用方法,保障手术室的空气质量达到标准。

(1)洁净空调运行的时间:手术前 30~60 分钟开启净化空调系统,术中保持连续运行状态,直至手术结束后手术间消毒、清洁工作完成后恢复规定的洁净级别为止,一般不少于该房间自净时间(15~20 分钟)。负压手术间每次手术结束后,进行负压持续运转,15 分钟后再进行室内消毒、清洁,达到自净时间后方可进行下一台手术。

(2)保持静压差:洁净手术部不同级别区域之间设有缓冲区和屏障,各区域的门保持关闭状态,不可同时打开出、入门,以保持洁净区与相邻洁净区及洁净区与非洁净区的静压差符合标准。一般洁净手术间在手术中保持正压状态,负压手术间应保持负压状态,手术间回风口保持开放,不能被遮挡。

(3)避免污染:医务人员在气流的上风侧进行无菌操作,在回风口附近进行可能对空气产生污染的操作。

(4)温湿度:手术间的温度应控制在21~25℃,相对湿度30%~60%,每日进行监测并记录。

2. 净化设备的日常管理 空气净化设备的清洁度以及正常运行是保障手术室内空气质量达到标准的前提。

(1)每天擦拭清洁洁净区内回风口格栅1次,每周彻底消毒清洁过滤网及整个回风口,若有污染随时处理。

(2)每周消毒清洁洁净区内的非阻漏式孔板、格栅、丝网等送风口1次,若有污染时随时处理;每周清扫新风入口过滤网1次。

(3)每半年更换初、中效过滤网1次,清扫净化空调箱内部1次;每半年监测过滤网阻力,若阻力达到终阻力90%以上时,须及时更换过滤网。

(4)每1年更换亚高效过滤网1次。

(5)每3年更换高效过滤网一次。

(6)设备有故障时不能进行手术,必须及时修复。

(三)手术室人流管理

手术室分区明确,标识清晰,人员和物品流动遵循从洁到污的流程,避免交叉造成环境污染。

1. 手术室人员的着装要求

(1)医务人员的着装:所有进入手术室的人员必须穿清洁的手术室专用工作服及拖鞋,自身衣服不得外露。戴手术室专用帽子及口鼻罩,手术帽要将所有的头发覆盖;使用可重复使用的帽子、口鼻罩时应每天进行清洗,口鼻罩潮湿或污染时及时更换。不得穿手术室工作服离开手术室,外出时需更换外出衣及外出鞋。上手术台时必须严格进行外科手消毒以后穿无菌手术衣,手术衣一旦污染及潮湿,必须及时更换。手术衣不得穿出本手术间以外。进行感染手术或者进行术后处理时要注意使用防护用具,如手套、护目镜、面罩、高筒靴、防水围裙等。

(2)病人的着装:手术病人手术前必须沐浴、穿清洁的病员服、戴帽方可进入手术间。门诊手术病人进入手术室前应在指定区域更换门诊手术室病人服、穿鞋套、戴帽子后方可进入。

2. 手术室人员控制

(1)手术人员控制:手术人员必须提前申请,在符合不超过规定的手术人员数量时才能进入相应的手术间;手术人员进入手术室后只能在自己的手术间活动,不可随意进入其他手术间。

（2）参观人员控制:严格按照医院手术参观制度控制进入手术室的参观人员数量。参观人员严格遵守无菌操作原则,进入手术室后只能在申请的手术间参观手术,不能进入其他手术间。

（3）仪修人员控制:手术室仪器设备品种及数量繁多,经常需要工程技术人员进行维护和保养甚至急修。尽量将此类工作安排在周末等非手术时段进行,如果需要急修,尽量将设备放到手术间外进行维修,避免维修人员进入手术间。

（四）物流管理

1. 所有的无菌物品、清洁物品通过洁净走廊进入手术间,所有的污染物品通过清洁走廊运离手术室。工作中应当严格遵照此流程,不可交叉或逆流,以避免对手术室环境造成污染。

2. 所有进入洁净区的一次性物品均应该除去外包装,进入洁净区的仪器设备应该在缓冲区进行彻底除尘清洁以后才能进入洁净区。

（五）手术室的环境质量监测标准

每日监测温度、湿度,医院感染控制中心每季度监测手术室空气细菌浓度及物体表面染菌浓度,每3~6个月由专业人员监测手术室的静压差、风速或换气次数,每年由卫生监督部门监测空气微粒数、空气细菌浓度及物体表面染菌浓度。

1. 空气细菌浓度合格标准（表5-1）。

表5-1 洁净用房的细菌浓度标准

洁净 用房等级	沉降法（浮游法）细菌最大平均浓度		空气洁净度级别	
	手术区	周边区	手术区	周边区
Ⅰ	0.2cfu/30min·∅90 Ⅲ （5cfu/m³）	0.4cfu/30min·∅90 Ⅲ （10cfu/m³）	5	6
Ⅱ	0.75cfu/30min·∅90 Ⅲ （25cfu/m³）	1.5cfu/30min·∅90 Ⅲ （50cfu/m³）	6	7
Ⅲ	2cfu/30min·∅90 Ⅲ （75cfu/m³）	4cfu/30min·∅90 Ⅲ （150cfu/m³）	7	8
Ⅳ	6cfu/30min·∅90 Ⅲ		8.5	

2. 物体表面染菌浓度 ≤5cfu/m²。

3. 换气次数 根据洁净级别调整换气次数,12~24次/小时,Ⅰ级洁净用房工作区平均风速在 0.2~0.25m/ 秒。

4. 温度 21~25℃。

5. 湿度 30%~60%。

6. 静压差 相互连通的不同洁净度级别的洁净用房之间,洁净度高的用房应对洁净度低的用房保持相对正压。最小静压差≥5Pa,最大静压差<20Pa。

7. 空气微粒数

（1）洁净度 5 级: 环境空气中≥0.5μm 的微粒数 >350 粒 /m³（0.35 粒 /L）到≤3500 粒 /m³（3.5 粒 /L）;≥5μm 的微粒数为 0 粒 /L。

（2）洁净度 6 级: 环境空气中≥0.5μm 的微粒数 >3500 粒 /m³（3.5 粒 /L）到≤35 200 粒 /m³（35.2 粒 /L）;≥5μm 的微粒数≤293 粒 /m³（0.3 粒 /L）。

（3）洁净度 7 级: 环境空气中≥0.5μm 的微粒数 >35 200 粒 /m³（35.2 粒 /L）到 ≤352 000 粒 /m³（352 粒 /L）;≥5μm 的微粒数 >293 粒 /m³（0.3 粒 /L）到≤2930 粒 /m³（3 粒 /L）。

（4）洁净度 8 级: 环境空气中≥0.5μm 的微粒数 >352 000 粒 /m³（352 粒 /L）到≤3520 000 粒 /m³（3520 粒 /L）;≥5μm 的微粒数 >2930 粒 /m³（3 粒 /L）到≤29 300 粒 /m³（29 粒 /L）。

（5）洁净度 8.5 级: 环境空气中≥0.5μm 的微粒数 >352 0000 粒 /m³（3520 粒 /L）到≤1 1120 000 粒 /m³（11120 粒 /L）;≥5μm 的微粒数 >29 300 粒 /m³（29 粒 /L）到≤92500 粒 /m³（93 粒 /L）。

三、手术室环境管理的评价

1. 手术室日常清洁符合要求。

2. 洁净空调系统运行正常,手术室内环境监测指标符合标准。

3. 工作人员及病人感觉手术室环境舒适。

4. 各级别手术室空气细菌浓度、微粒数、物体表面染菌浓度均在标准范围之内,符合各类手术的要求,手术部位感染控制在规定标准之内。

四、手术室环境管理的注意事项

1. 手术室日常消毒清洁应按照消毒清洁流程执行。

2. 严格按照各项管理制度和操作规范使用空气净化系统,并组织科内医务人员和保洁员学习;专人负责空调系统,定期检查维修和保养。

3. 严格执行人流、物流管理。

4. 定期对手术室的环境质量进行监测。

第三节　手术病人安全核查

一、手术病人安全核查的目的及意义

手术病人安全核查是预防手术病人、手术部位、手术方式错误以及预防术中发生意外事件的有效措施,制定严格的手术病人安全核查制度、明确的安全核查实施流程是确保安全核查得以实施的关键。

二、手术病人安全核查的实施

（一）手术病人安全核查管理制度

1. 手术科室、麻醉科与手术室负责人是实施手术安全核查制度与持续改进管理工作的主要负责人;医院分管业务的副院长负责组织本细则的培训、落实、执行、监督、改进、考评等管理工作。

2. 病房责任护士给手术病人佩戴有病人身份识别信息的标识(病人信息腕带),以便核查。

3. 手术安全核查　由麻醉医师主持《手术安全核查表》《手术风险评估表》的核查评估工作,手术医师、麻醉医师、手术护士分别负责相应分工的核查评估内容,核查三方共同签字确认。如无麻醉医师参加的手术,则由术者主持进行手术安全核查并填写表格。手术安全核查必须按照规范实施步骤、《手术安全核查表》的内容及流程要求依次进行,每一步核查无误后方可进行下一步操作,不得提前填写核查表格。《手术安全核查表》《手术风险评估表》归入病案中保管。

4. 术中用药核查　由手术医师或麻醉医师根据病人情况下达口头医嘱,巡回护士复述医嘱确认无误后执行,并留药品安瓿以备核查。口头医嘱执行后巡回护士告知麻醉医师及时做好相应记录。

5. 病房与手术室之间建立手术病人流动交接记录本,并严格按照查对制度的要求逐项进行交接。

6. 医院医务部、护理部等医疗质量管理部门在医疗业务副院长的领导下履行对手术安全核查工作的监督与管理,提出持续改进的措施并加以落实。财务部、院考评办等相关职能科室负责手术安全核查工作的考评落实。手术安全核查工作的考评内容包括:

（1）手术安全核查工作的考评系手术系统科室医疗护理质量考评的重要内容,考评结果在医院简报上公示并与科室绩效工资挂钩。

（2）《手术安全核查表》《手术风险评估表》纳入病案质量管理,无这两项的病案按严重缺陷处理。

（3）未按要求开展手术安全核查工作，或开展手术安全核查工作效果不佳，或开展手术安全核查工作有违规行为导致医疗缺陷，医院监察考核部门将按有关规定进行处理。

（二）手术病人安全核查的内容及实施流程

1. 麻醉实施前　由麻醉医师主持并负责按手术安全核查表中内容依次核对病人身份（姓名、性别、年龄、科室、床号、病案号）、手术方式、知情同意、手术部位与标识、麻醉安全检查、皮肤是否完整、术野皮肤准备、静脉通道建立、病人过敏史、抗菌药物皮试结果、感染性疾病筛查结果、术前备血情况、假体、体内植入物、影像学资料等其他内容，由手术医师、麻醉医师和手术室护士核查三方共同核查确认签字。

2. 手术开始前　由手术医师主持并负责按手术安全核查表中内容依次核对病人身份（姓名、性别、年龄）、手术方式、手术部位及标识，并确认风险预警等内容；手术物品准备情况的核查由手术室护士执行并向手术医师和麻醉医师报告。核查结果由手术医师、麻醉医师和巡回护士三方共同确认签字。

3. 病人离开手术室前　由巡回护士主持并负责核查病人身份（姓名、性别、年龄）、实际手术方式、清点手术用物、确认手术标本、检查皮肤完整性、动静脉通路、引流管，确认病人去向等内容。核查结果由手术医师、麻醉医师和巡回护士三方共同确认签字。

4. 手术完成后　手术医师评估手术切口清洁程度，麻醉医师评估麻醉分级，巡回护士评估手术持续时间，手术医师、麻醉医师、巡回护士共同完成手术风险评估表。

三、手术病人安全核查的评价

1. 手术医师、麻醉医师、手术室护士知晓手术安全核查制度、核查内容及实施流程。

2. 实际工作中严格按照核查制度及操作流程进行相关内容的核查。

3. 无手术安全核查相关的不良事件发生。

四、手术病人安全核查的注意事项

1. 手术安全核查必须按照流程依次进行，每一步核查无误后方可进行下一步操作，如果发现有不符的问题，立即停止操作，待核查清楚、确认之后继续进行。

2. 安置手术体位之前手术医师核查病人的影像资料确认病变部位及手术部位。

3. 如果为多个切口的手术,每做一个切口之前均须实施安全核查流程。

第四节　麻 醉 护 理

一、麻醉护理的目的及意义

麻醉护理是术中护理不可分割的一部分,包括积极做好病人的心理护理、检查仪器设备、开放静脉通路等麻醉前的准备,以及配合麻醉医师实施麻醉,监护生命体征,麻醉中输液、用药,出现并发症时配合麻醉医师进行抢救。

二、麻醉护理的实施

(一)心理护理

1. 麻醉前病人的心理特点　手术是一种创伤性的治疗方法,麻醉对病人来讲则更为陌生,对病人的心理造成很大影响。手术前多数病人有焦虑、恐惧和睡眠障碍等心理反应,病人对自己所患疾病的预后感到焦虑或忧伤,甚至感到悲观、绝望。当病人独自进入手术室时,手术室肃穆的气氛、陌生的医务人员、大量的仪器设备及手术器械,致使病人焦虑、恐惧的心理更加突出。

2. 实施心理护理　病人进入手术室时,巡回护士应在门口热情迎接,亲切问候;进入手术室后,护士应将关爱融于护理操作中,操作前给予解释,操作后对其感受给予关心,减轻病人的恐惧感和陌生感。麻醉前医护人员主动与病人交流,通过交流观察病人的反应与配合程度来判断病人对麻醉及手术的认知程度和心理状态。如当护士为其介绍麻醉及手术的过程,指导病人进行配合时,部分病人没有反应,可能系过度紧张或言语沟通障碍所致,护士多与病人交流,进一步了解病人的文化程度以及生活环境,引导其将注意力从麻醉、手术这一事件当中移到其他人和事当中,减轻紧张恐惧的心理。当病人能够沟通以后,护士可以了解病人最关心的问题,针对其提出的问题给予耐心的回答,让病人彻底放松,以最佳的身体、心理状态迎接麻醉和手术。

(二)病人生理指标的监测

1. 麻醉前监测　病人除患有需行手术治疗的外科系统疾病外,常常还有心血管等其他方面的并存症,这必然引起机体相应的病理生理改变。病人的精神状态如焦虑、恐惧等也会影响其内环境的稳定。因此,麻醉前须监测病人生命体征,了解其是否能够适应麻醉及手术。麻醉前生理指标监测主要包括循环功能和呼吸功能的监测,循环功能监测最常见的项目是血压、脉搏和心电图;呼吸功能监测常见项目包括呼吸频率、节律及血氧饱和度(SpO_2)。根据监测值、病人的基础值以及麻醉所允许的安全范围综合评价病人的状态是否能够耐受麻醉及手术。

2. 麻醉时监测　麻醉及手术对病人的生理功能都有不同程度的干扰，因此，麻醉、手术期间需监测病人的各项生理参数，了解身体各系统功能的变化，以帮助麻醉医师做出正确的临床判断，及时处理，以保障病人的生命安全。

（1）循环功能监测：血压、脉搏和心电图监测是麻醉中最常用的循环功能监测指标。

1）血压：血压监测的方法有直接法（有创性）和间接法（无创性）两种。①直接法：是经外周动脉穿刺置入导管，连接导管与压力转换器，持续测量动脉血压。为保证结果的准确性，导管应质硬、尽可能短、整个系统排尽气泡，压力转换器校零后测压时高度保持在病人三尖瓣水平。直接法能够即时、准确、直观地反映血压变化，适用于心血管外科、腹部大手术、器官移植、各种危重病人及需要反复抽样测血气的手术。②间接法：是一种无创性的监测方法，麻醉期间一般通过多功能监护仪上的电子血压计自动测量血压，间接法血压监测简单方便，省时省力，无感染风险，能够满足绝大多数手术病人的需要。但由于测得的血压值受诸多因素干扰，测量所需时间较长，不能实时反映病人的血压变化，故在一些特殊手术中同时采用直接法监测血压。

2）脉搏：通过多功能监护仪的脉搏血氧仪、心电图监测仪来监测脉搏的频率、强弱和节律。

3）心电图监测：心电图监测的意义在于监测麻醉期间可能出现的各种心律失常和心肌缺血，以便麻醉医师能及时有效地采取处理措施，防止严重事件发生。在临床应用时注意排除接触不良、电刀、电凝的干扰。

（2）呼吸功能监测：呼吸功能监测的内容很多，常用的有呼吸频率、潮气量、每分通气量、气道压力及峰值压、吸呼比值、吸入氧浓度或分量（F_iO_2）、血氧饱和度（SpO_2）、呼气末二氧化碳分压（$PETCO_2$）、混合静脉血氧饱和度（SvO_2）和血气分析等。这里主要介绍最常用的 SpO_2、$PETCO_2$ 和 SvO_2 的监测。

1）脉搏氧饱和度（SpO_2）：SpO_2 监测通过多功能监护议的脉搏氧饱和度仪来实现，主要反映组织氧合功能和循环功能的改变，麻醉期间保持 SpO_2 值大于95%。

2）呼气末二氧化碳分压（$PETCO_2$）：$PETCO_2$ 监测把病人呼出的 CO_2 采集到特殊的监测仪，利用 CO_2 吸收红外线量与其浓度成正比的特性，测得呼吸过程中不同时相的 CO_2 浓度，并描记成图，可反映机体代谢功能、循环功能、呼吸功能和通气系统功能的变化，正常值为35~40mmHg（平均为38mmHg）。

3）混合静脉血氧饱和度（SvO_2）：SvO_2 是指从肺动脉或右心房取血所测得的血氧饱和度，在正常人群中，其数值相对固定在70.0%~75.0%，反映机体的氧储备,它不仅反映呼吸功能、氧合状态,也反映循环功能变化和机体组织的氧耗,是组织氧利用的一个综合性指标,已经成为心脏外科手术的常规监测项目。

（3）尿量监测:尿量是循环血量是否足够的指征之一,可指导临床补液。心血管手术、颅脑手术、危重病人、长时间手术及术中大量失血的病人均应留置导尿管测定尿量。一般情况下,每小时尿量应大于 1ml/kg。

（4）体温监测:麻醉药物的作用、呼吸机的使用、手术操作及术中输血、输液均可导致麻醉和手术期间病人的体温下降,因此,体温监测越来越显得重要。在实施全身降温、体外循环心内直视手术,婴幼儿、老年人手术,以及为重大病人手术时都应进行体温监测。麻醉中常用的中心体温监测部位是鼻咽部、鼓膜、食管和直肠,前二者反映大脑温度,后二者反映内脏温度。在体温监测的指导下,术中应重视对病人体温的调控,既要防止出现低体温,也要警惕体温增高或恶性高热。

（5）特殊监测

1）心功能:麻醉手术期间除了对以上参数进行监测以外,对于心脏手术、器官移植及危重疑难病例手术,常常需要监测反映心功能的中心静脉压（CVP）、肺动脉楔压（PAWP）、心排血量（CO）以及经食管超声心动图（TEE）。①CVP 监测:最常选用右侧颈内静脉穿刺置入导管,监测右心房的压力,正常值为 $6\sim12cmH_2O$,它反映的是右心室前负荷,其高低与血容量、静脉张力和右心功能有关。②PAWP 监测:是将漂浮导管经中心静脉置入右心房,在气囊注气的状态下,导管随血流“漂浮”前进,经右心室、肺动脉,进入肺小动脉处,测得肺小动脉处的压力,反映左心室功能,正常值为 $5\sim15mmHg$。③CO 监测:CO 是心脏泵出的血流量,正常成年人静息时的 CO 值为 $4.0\sim6.5L/min$,监测 CO 有助于对循环系统进行整体评价,包括神经体液对其的影响。④TEE 监测:使用特殊的超声探头,经口置入食管中段（距上门齿 $28\sim32cm$）,通过显示的超声心动图来判断心脏功能的一种监测技术,具有确定血流动力学状况、监测心肌缺血、评价心血管病理状况、评价心脏手术计划与手术效果等多方面作用,是当今最强大的心血管诊断技术。

2）血红蛋白（Hb）:Hb 监测主要用于判断术中失血情况、血液稀释程度、组织氧合功能以及指导术中输血等,正常值成年男性为 $120\sim160g/L$、女性为 $110\sim150g/L$。

3）凝血功能:目前临床上常用的凝血功能监测项目有凝血功能测量、内源性血液凝固力测量、肝素浓度测量、血凝块弹性检测和血小板功能分析。一般需要加强抗凝监测的手术,如体外循环、冠脉搭桥等,应动态监测激活凝血时间（ACT）。当部分凝血酶原时间（PTT）在术中测不出或所测时间过长时也需要进行 ACT 监测。正常人 ACT 值为（107±13）秒，如果为体外循环手术，行肝素化后，如果大于 480 秒即可行心肺转流。

4）麻醉深度：麻醉深度是指麻醉药物的浓度能够满足手术需要，使病人处于安全、无疼痛、无不良记忆的舒适状态。临床根据病人术中的血压、心率、呼吸幅度和节律、角膜反射、肌肉松弛程度等表现综合分析麻醉深度。用脑电活动监测麻醉深度是近年来研究的方向，较为成熟且临床应用较为广泛的有频谱分析法（脑电双频指数，BIS）。BIS 把麻醉深度进行了量化处理，其检测范围为 0~100，数值越小，麻醉深度越深，反之亦然。

5）神经肌肉传递功能：手术中，在使用神经肌肉阻滞剂时，可应用神经刺激器通过发放电冲动刺激神经测得相关肌肉收缩的力量，来进行神经肌肉传递功能的监测。这样可以做到神经肌肉阻滞剂使用的精确化、个体化，也用于评价术后肌肉松弛程度，为拔除气管导管提供依据。

（三）仪器设备及药品的准备

为了使麻醉和手术能够安全顺利进行，防止意外事件的发生，保障手术病人安全，麻醉前必须对麻醉和监测设备、麻醉用具及药品进行准备和检查。无论实施何种麻醉，都必须准备麻醉机及相应气源、急救设备和药品。手术室护士应该配合麻醉医生确认相应气体的种类及压力，连接负压吸引装置，保持通畅并确保有一定的压力，准备抗组胺药、血管活性药、抗心律失常药及止血药等急救药品，准备做动脉穿刺用的肝素盐水等。

（四）静脉通路的准备

麻醉手术前病人经过禁食、禁饮，一定程度上存在体液的缺失，加上麻醉使局部组织血管扩张、体液重新分布以及术中失血，因此，麻醉手术过程中要求输液速度比较快，麻醉前根据麻醉手术方式建立流速较大的静脉通道。静脉穿刺点的选择一般以不影响手术操作为前提，同时考虑静脉用药的方便及术后病人的活动，多选择上肢比较粗、直的静脉，头面部手术则选择下肢静脉。一般成人全麻手术选择 20G 的留置针，出血多的手术如肝脏、心脏、颅脑外科手术选择 18G 的留置针，连接输液专用三通接头，方便术中加药。静脉穿刺前，脱下病人病服，以便手术消毒和麻醉医师观察呼吸、测量血压。穿刺成功后妥善固定留置针，以免留置针脱出血管产生药液外渗。

（五）麻醉前安全核查

麻醉前，麻醉医师、手术医师和手术室护士应该按照手术安全核查的流程及内容进行严格的安全核查，避免发生严重的不良事件。

（六）实施麻醉的护理配合

在麻醉医师进行麻醉操作时，巡回护士紧密配合做好用物准备、病人体位摆放及应急处理等，保证顺利完成麻醉，保障病人安全。

1. 气管插管全麻的护理配合

（1）协助准备麻醉用物,如负压吸引、心电监护仪、抢救药品及宽胶布等;去枕,协助病人头向后仰,肩部抬高。

（2）麻醉诱导时,由于病人最后丧失的感觉是听觉,所以当开始实行麻醉时,应关闭手术间的门,维持正压,停止谈话,室内保持安静;行气管插管时,病人可能会有咳嗽和"强烈反抗",护士应在床旁看护,给予适当约束和精神支持,避免意外发生;手术期间,再次检查病人体位,保持病人呼吸循环功能不受体位影响及气管插管通畅。

（3）如只有一位麻醉医师实施全麻操作,巡回护士协助静脉推注诱导剂和肌松药,插管时协助显露声门、固定导管等。协助麻醉医师正确判断插管位置,护士可在病人胸前按压 1~2 下,辅助麻醉医师用面部感触气流或用听诊器试听双肺呼吸音,确保插管在气管中,避免导管插入过深进入支气管阻碍肺通气。

（4）麻醉苏醒期间病人会出现烦躁不安,护士要守护在床旁,予以适当约束,防止因烦躁而坠床、输液管道脱出、引流管拔出等意外情况发生。

2. 椎管内麻醉护理配合

（1）协助麻醉医师摆放穿刺体位,即病人背部靠近手术床边沿,头下垫枕,腰背部尽量前屈,肩部与臀部水平尽量内收,双手或单手抱屈膝,显露脊柱间隙。

（2）穿刺前协助麻醉医师抽药,穿刺操作时,护士站在病人腹侧,保持病人身体姿势平稳,注意观察病人面部表情、呼吸、脉搏情况,发现异常及时告知麻醉医师;不时与病人交谈,分散其注意力,减轻其紧张心理。

（3）根据麻醉平面调节手术床的倾斜度。实施腰麻的病人,尤其应根据麻醉需要,及时调节手术床。

3. 局部麻醉的护理配合　局麻手术病人更易出现精神紧张、恐惧心理,手术时出现肌肉紧张甚至颤抖,严重者出现面色苍白、心悸、出冷汗、恶心、眩晕、脉搏加快、血压升高等症状。巡回护士应不时与病人进行交流,分散注意力,解释术中可能出现的症状,必要时为病人按摩受压部位,有助于提高麻醉效果,使手术顺利完成。熟悉所用局麻药的性质、用法及极量,严格落实用药查对制度,预防局麻药中毒等不良反应。

（七）手术与麻醉并发症的处理

手术及麻醉过程中严密监测病人各项生理参数,同时做好紧急情况的急救准备。

1. 休克　休克是人体在各种病因打击下引起的以有效循环血量急剧减少、组织器官的氧合血液灌注不足、末梢循环障碍为特点的一种病理综合征。

在麻醉手术期间因麻醉药物的影响及大量失血,可能导致病人发生休克。发生休克时,应迅速解除病因,尽快恢复有效循环血量,纠正微循环障碍,增进心脏功能和恢复正常代谢。步骤如下:

（1）麻醉前建立安全可靠的静脉通路,当术中出现休克症状时,遵医嘱及时补充血容量、静脉给予血管活性药物,如怀疑过敏引起的休克应使用抗过敏药物。

（2）注意病人的保暖,观察病人的皮肤色泽、温度变化。

（3）准确记录出、入液量,术中给药的剂量、时间、给药方式。

（4）注意观察血压、心率的变化。

（5）严格执行查对制度,输血、用药时需2人查对。

（6）保持呼吸道通畅,吸氧,确保负压吸引、氧气压力适当。

（7）正确评估出血量,为抢救休克提供临床依据。

（8）配合手术医生积极解除病因,如大血管出血的控制等。

（9）配合麻醉医师纠正病人水电解质及酸碱平衡失调。

2. 心搏骤停　手术病人心搏骤停的标志为:测不到血压、心率,心电图平直,手术创面血色变紫、渗血或出血停止,瞳孔散大、无任何反射。抢救心搏骤停时的护理要点为:

（1）在最短时间内,将抢救药物、仪器设备备齐（急救车、除颤器）。

（2）通知护士长组织人员抢救。

（3）放置冰袋于病人头部予以降温。

（4）准确记录心脏按压、除颤、使用急救药物等的时间,记录血压、药物名称和剂量、给药途径及出入水量。

（5）严密观察尿量变化、四肢颜色、意识状态。

（6）保持静脉通畅,补充有效循环血量。

3. 全脊髓麻醉　硬膜外麻醉时,若穿刺针或硬膜外导管误入蛛网膜下腔而未能及时发现,超过腰麻数倍量的局麻药注入蛛网膜下腔,可产生异常广泛的神经阻滞,称为全脊髓麻醉。临床表现为全部脊髓神经支配的区域均无痛觉、低血压、意识丧失及呼吸停止。全脊髓麻醉手术室的护理要点为:

（1）配合麻醉医师行紧急气管插管,实施人工通气。

（2）遵医嘱加快输液速度以及使用血管收缩药,升高血压。

（3）适当约束病人,防止摔伤。

（4）注意病人保温。

三、麻醉护理的评价

1. 病人生命体征平稳,心理状态能适应麻醉和手术。

2. 病人麻醉顺利,安全度过麻醉手术期。

3. 术后无不良反应。

四、麻醉护理的注意事项

1. 在麻醉前护士应充分了解病人的全身情况,为麻醉过程中可能出现的意外情况做好应急准备。

2. 护士与麻醉医生、手术医生充分沟通,全面了解即将实施的麻醉、手术方式,麻醉前做好相关仪器、设备及药物准备,主动配合麻醉医生实施麻醉操作。

3. 麻醉前护士做好病人的心理护理,在实施麻醉操作或苏醒期间陪伴病人左右,给病人提供良好的心理支持。

第五节　术中输液输血

一、术中输液输血的目的及意义

输液和输血是临床常用的治疗手段,麻醉手术期间的输液、输血治疗是保持充足的血容量,维持水、电解质相对稳定的必要措施。

二、术中输液输血的实施

(一)输液治疗

麻醉手术期间的液体补充应有针对性,这样才能达到有效的治疗效果。

1. 输液量的控制　根据手术病人的体液变化特点,麻醉手术期间的输液治疗可针对性地分成五部分:①围手术期病人每天的生理需要量;②手术前禁食缺失量;③额外体液再分布或第三间隙丢失所需补充量;④麻醉药物导致血管扩张所需补充量;⑤手术期间失血量。围手术期生理需要量和手术前禁食缺失量应从禁食时间开始计算,直至手术结束。额外体液再分布需要量视手术创伤大小而定,根据创伤程度补充 0~8ml/kg 不等。麻醉药物可使血管扩张,导致有效血容量减少,身体血容量要维持在原有正常范围,可按 5~7ml/kg 计算补充液体。手术期间失血量根据实际出血量给予补充。

2. 液体种类的选择

(1)晶体溶液:晶体溶液分子小,在血管内存留时间短,对维持细胞内外水分的相对平衡起着重要作用,对纠正体内电解质失衡有显著效果。围手术期每日基础生理需要量、禁食后体液缺失量和额外体液再分布需要量是机体新陈代谢或体液再分布所需要,因此补充液体应选择晶体溶液,并根据监测

结果调节 Na^+、K^+、Mg^{2+}、Ca^{2+}、HCO_3^- 的输入量。手术室常用的晶体溶液有：①生理盐水，常用复方氯化钠补充电解质。②5%~10% 葡萄糖溶液，提供水分和热量。③5% 碳酸氢钠和 11.2% 的乳酸钠，用以调节酸碱失衡。④0.3% 乳酸钠林格液，用于调节体液、电解质及酸碱平衡。⑤20% 甘露醇，有脱水利尿的作用。

（2）胶体溶液：胶体溶液分子量大，在血管内存留时间长，对维持血浆胶体渗透压、增加血容量有显著效果。麻醉导致血管扩张所需补充量主要是为了维持机体原有的正常血容量，因此应选择胶体溶液。现在临床上常用的胶体溶液有聚明胶肽注射液、羟乙基淀粉、白蛋白等。

3. 输液治疗的管理

（1）建立静脉通道：麻醉期间快速补充血容量是最常用的治疗方法，其先决条件是开放充足的静脉通道。根据输液速度要求开放 1~2 条外周静脉，选用 16~20G 留置针。20G 留置针允许最大流量为 50~60ml/min，18G 留置针最大允许流量为 98~100ml/min，16G 留置针允许最大流量为 200~210ml/min。遇到复杂手术有大出血可能的病例可以预先采用经皮颈内静脉穿刺放置 12Fr 或 14Fr 导管，以保障大出血时快速输液、输血。

（2）调节输液速度：麻醉期间输液首先维持中心静脉压在正常范围（6~12cmH₂O）。根据病人动脉血压和中心静脉压来调节输液速度及合理使用血管活性药物。输液点滴速度与输液时间的计算方法：①已知每分钟滴数，计算输完总液量所需用的时间：输液时间（分）= 液体总量（ml）×15/ 每分钟滴数；②已知总量与计划所需的时间，计算每分钟滴数：每分钟滴数（滴）= 液体总量（ml）×15/ 输液时间（分）。

（二）输血治疗

麻醉手术期间输血治疗的目的主要是补充丢失的红细胞及凝血因子，维持机体组织的氧供以及机体的凝血功能。

1. 输血的指征 目前界定开始输血时机为血红蛋白（Hb）60~70g/L、血细胞比容（Hct）18%~21%，而对于心肌缺血、冠状血管疾病等病人，Hb 应维持在 100g/L 或 Hct 30% 以上。若需要输血，首先考虑输入浓缩红细胞，当失血量大于 2000~2500ml 时才考虑采用全血。补充凝血因子的主要方法是输注新鲜冰冻血浆（FFP）、浓缩血小板（PLT）和冷沉淀。人体不稳定凝血因子浓度维持在 30% 就可以达到正常凝血。FFP 含有血浆所有的蛋白和凝血因子，主要用于凝血因子缺乏、华法林抗凝后逆转的替代治疗、大量输血伴有出血倾向者及肝功能衰竭伴出血者。术前凝血功能检查异常结果超过正常值 1.5 倍和（或）INR>2 时，及时输入 FFP5~6ml/kg；新鲜冰冻血浆输入量达 15ml/kg，可以维持病人 30% 的凝血因子，使凝血功能维持正常。正常血小板数量为

（100~300）×10^9/L，当血小板数量 <50×10^9/L 时，手术出血倾向增加；当血小板低于 20×10^9/L 时，有自发出血可能。麻醉手术期间血小板数量和功能异常时，应及时输注血小板。冷沉淀主要含有因子Ⅷ、纤维蛋白原、vWF（von Willebrand factor）和纤维连接素，主要用于治疗因子Ⅷ缺乏症或血友病，也可以用于治疗纤维蛋白原缺乏症。一个单位冷沉淀是从一个单位 FFP 分离出来的，约可增加成年病人 2%~3% 的凝血Ⅷ因子，输注前不需行 ABO 配型。

2. 输血治疗的管理

（1）严格掌握输血适应证；根据术中监测病人的血红蛋白（Hb）实际值判定开始输血的时机以及判断浓缩红细胞的输注量。根据术前凝血功能检查结果、血小板数量和血小板功能情况判断术中是否需要输注新鲜冰冻血浆和血小板。

（2）血制品输注温度和时间：①浓缩红细胞：从冰箱取出后 4 小时之内输注完；输注浓缩红细胞大于 2~3 单位时，将红细胞升温至 37℃后输入，以免引起低温。②FFP：加温至 37℃后输注。③血小板：取回后要尽快输入体内。④冷沉淀：解冻和过滤后 6 小时内使用，快速输注，速度 >200ml/h，以免失效或效价降低。

三、术中输液输血的评价

1. 病人输注的液体、血液正确无误，无输液输血不良反应。

2. 输注的液体及血液种类和量适当，病人术中保持心率、血压平稳。

3. 输液输血及时有效，病人术中无凝血功能障碍。

四、术中输液输血的注意事项

（一）输液过程中的注意事项

1. 严格无菌操作技术，严格"三查七对"制度，避免给病人造成不应有的伤害。

2. 输液过程中，注意观察液体滴注是否通畅，各连接部位是否有渗漏现象，输液管道是否有扭曲、折叠、受压。

3. 检查进针部位有无渗漏，有无皮下肿胀。

4. 输液过程中，注意观察病人全身反应，有无发热、寒战等症状出现。

5. 加强病人生命体征监测，根据病人血压情况调节输液速度。

（二）输血过程中的注意事项

1. 病情允许的情况下，输血速度先慢后快，严密观察病人有无输血不良反应。

2. 输血过程中监测病人体温、脉搏、血压，输血完毕后应监测病人血红蛋白（Hb）。大量输血时应监测 ABP、CVP、中心体温、动脉血气分析、凝血功能、尿量。根据检测结果随时调整治疗方案。

第六节 手术病人体位风险评估及手术体位安置

一、手术病人体位风险评估及手术体位安置的目的及意义

进行手术时，为使手术部位暴露明显，便于手术医师操作，需要将病人摆置于各种不同的体位。然而，体位改变可导致呼吸和循环系统等生理功能发生改变，从而影响病人血压稳定及有效气体交换。且由于体位改变后身体的负重点和支点发生改变，承受压力和拉力的部位及强度亦随之发生变化，由此，可能引起皮肤、神经、血管和肌肉等组织损伤。为避免体位摆放不当而对病人造成不良影响，保证手术的顺利进行，术前对手术病人进行体位风险评估，选择安置合适的体位。

二、手术病人体位风险评估及手术体位安置的实施

（一）体位改变对病人各系统功能的影响

1. 对心血管系统的影响　体位改变对循环系统的影响主要表现为机体对重力改变而产生的反应。由于重力的作用可引起组织器官内部和各器官之间的血流及血液分布的改变，体位改变后，机体通过一系列复杂调节机制包括局部调节机制及静脉和动脉系统神经反射维持血流动力学稳定，以保证中枢神经系统充足的血流灌注。手术中，麻醉药物可减弱并影响二者的调节效果。身体直立时，下肢静脉血液回流心脏，但有 0.5~1L 的血液淤滞于下肢，使中心静脉压降低，心排血量减少。平卧位时，心排血量、心脏每搏量增加，心肌收缩力和动脉张力正常的病人血压会上升。大静脉、心脏的容量感受器和主动脉弓、颈动脉窦压力感受器，通过神经反射增加副交感神经作用的同时减弱交感神经作用，使心率减慢，心脏每搏量降低，心肌收缩力减弱，血压维持稳定。麻醉状态下，由于骨骼肌张力降低或完全麻痹、心肌收缩力的抑制、血管平滑肌舒张以及对各种生理反射功能的抑制，超过了正常情况下机体对体位改变引起循环变化的调节，从而导致血压下降。

2. 对呼吸系统的影响　体位对呼吸系统的影响主要来自于两方面：重力和机械性障碍。重力作用引起器官组织的移位和体液再分布，导致胸腔及肺容量发生变化。机械性障碍是指对人体施加的外来压力对器官功能的影响。身体直立时，由于重力作用，肺底部血液分布增加，肺尖部肺泡的顺应性低于

肺底部,此外,腹腔脏器牵拉膈肌下降,肺功能余气量增加。仰卧位时,腹式呼吸相对减弱,胸式呼吸增强,膈肌向头侧移位,近背侧的膈肌移位更明显,使下肺的通气量增加。俯卧位和侧卧位时,除了血流及气流的改变以外,由于对胸腹部产生压迫,体位对气体交换的影响更明显。

3. 对神经系统的影响

(1)中枢神经系统:体位改变主要对脑血流及颅内压产生影响。对脑血流的影响主要取决于平均动脉压(MAP)和脑血管阻力的变化。一般情况下,可通过调节脑血管阻力使脑血流维持在稳定水平,称为脑血管自动调节机制。正常人具有自身调节能力,在体位改变时只要MAP能维持在60mmHg以上,脑血流可维持正常。麻醉期间平卧位时,只要维持MAP能高于60mmHg,脑血流仍可维持正常。但低血压的情况下,当头部处于较高位置时,对脑血流的影响则更明显。研究结果表明,除仰卧位以外,其他任何体位都会使颅内压升高,尤其是低头30°并向左或右转、仰卧头屈曲时,颅内压上升显著。因此,颅内压高者,在安置体位时应特别注意。

(2)外周神经系统:手术中外周神经损伤的五个主要原因是:牵拉、压迫、缺血、机体代谢功能紊乱以及外科手术损伤。研究表明,压力和压迫时间需要达到一定阈值才有可能导致神经损伤并伴有临床症状。此外,代谢性疾病如糖尿病,营养性疾病如恶性贫血、酒精性神经炎、动脉硬化、药物、重金属接触史,都是发生手术期间神经病变的常见原因。因此合并此类疾病的手术病人应格外注意体位的保护。

4. 对皮肤软组织的影响 体位对皮肤软组织的影响主要是由于长时间保持一种体位不变,对受压部位局部组织产生的压力、体位调节时的摩擦力以及手术操作过程中所产生的剪切力均可造成皮肤软组织缺血、损伤,常见于骨隆突处。年龄、营养状况、麻醉方式、手术体位、手术时间、皮温变化及潮湿是造成体位引起局部皮肤软组织损伤的主要影响因素。因此,在安置手术体位之前应根据这些因素充分评估体位对病人皮肤软组织造成的损害程度,采取相应的预防措施。

(二)标准手术体位及安置原则

1. 标准手术体位有仰卧位、侧卧位、俯卧位,其他手术体位是在标准手术体位基础上演变而来的。

2. 手术体位的安置原则

(1)参加人员:体位的安置由手术医师、麻醉医师、巡回护士共同完成。

(2)保证病人安全舒适:通过体位垫的使用,可以更好地固定体位及降低体位改变对呼吸循环功能的影响,最大限度增加受力面积,降低局部组织所受压力。在骨隆突处使用防压疮贴膜,以减低剪切力和摩擦力、改善局部组织的微环境,预防压疮的发生。

（3）充分暴露手术野:保持手术体位固定,防止术中移位影响手术,便于手术医师操作,从而减少损伤和缩短手术时间。

（4）不影响病人呼吸:安置体位时,应避免胸腹部受压,病人的上肢应置于躯干两侧或置于支臂板上,不能交叉于胸前,使呼吸运动不受限。检查呼吸管路是否通畅,确保病人呼吸通畅。

（5）不影响病人血液循环:病人处于侧卧或俯卧位时,可导致回心血量下降。安置体位时应注意保持静脉回流良好,避免外周血液回流受阻。肢体固定时应加以衬垫,不可过紧。

（6）不压迫外周神经:病人麻醉期间运动感觉消失,保护性反射消失,四肢、颈部若不加保护,会因受压或过度牵拉旋转而发生神经麻痹或损伤。如上肢外展不超过90°,以免损伤臂丛神经;截石位时保护下肢腓总神经,防止受压;俯卧位时小腿抬高,使足部自然下垂处于功能位。

（7）无肌肉骨骼的过度牵拉:麻醉后肌肉缺乏保护性反应,保持病人功能位很重要,如头部长时间过伸,或颈部过度后仰,可能会导致颈部骨骼肌肉疼痛;不可过分牵拉四肢,以防脱位或骨折。

（8）防止发生严重体位并发症:在安置体位时,应告知麻醉医师做好相应准备。移动病人时动作应轻缓,用力协调一致,防止体位性低血压或血压骤升以及颈椎、肢体脱位等严重意外的发生。

（三）标准手术体位的安置

1. 手术体位安置的基本条件

（1）根据手术病人的基本情况及手术方式设计体位安置方案,充分考虑病人的舒适度及确保病人的安全性。

（2）根据手术体位的要求准备相应的体位用物及手术床附件。

（3）提供充足的时间安置体位。

2. 标准手术体位的安置方法

（1）仰卧位:将病人头部抬高 3~5cm,肩部适当抬高,使颈椎处于水平位置。不同术式双臂有不同的安置方法,如上肢外展,包括反掌位、手掌向前;旋前位,手掌向后,上肢远端关节应高于近端关节;也可将双臂置于躯干两侧。腘窝下方垫半圆形软垫,如手术时间长,足跟部垫软垫或小腿下垫软垫将足跟悬空。仰卧位时,应特别保护枕部、肩胛部、骶尾部及足跟,预防压疮发生。

（2）侧卧位:双下肢之间置方形体位垫,屈髋屈膝 70°,呈跑步状。头、颈、胸下方置整体侧卧位垫,双上肢置于垫有软垫的可调节托手架上,外展不超过90°,双上臂呈抱球状。骨盆处用前后挡板固定。侧卧位时应特别注意预防耳廓、肩峰外侧、肘部、股外侧、膝外侧、外踝等部位发生压疮。

（3）俯卧位：胸腹部用模块式俯卧位垫支撑，头部置于有槽啫喱垫上，不压迫眼眶。双上臂置于有软垫的可调节托手架上，肩肘呈 90°，双上肢远端关节低于近端关节。双髋双膝屈曲 20°，双下肢远端关节低于近端关节，膝关节及小腿下垫软垫，踝部背屈，足趾悬空。俯卧位应加强对面颊部、胸部、髂前上棘及膝部的保护，预防发生压疮。

三、手术病人体位风险评估及手术体位安置的评价

1. 手术病人安全舒适，无体位并发症。
2. 手术野暴露良好，医师操作方便，手术顺利。

四、手术病人体位风险评估及手术体位安置的注意事项

1. 根据不同手术要求给病人安置不同的体位。
2. 充分评估手术体位对手术病人生理功能及皮肤软组织、神经、血管的影响，采取相应措施预防并发症的发生，确保手术病人的安全。
3. 摆放体位过程中密切观察病人的生命体征，安置好手术体位之后对体位的安全性再次进行全面评估。

第七节　手术病人保温护理

一、手术病人保温护理的目的及意义

麻醉期间行为性体温调节能力丧失，麻醉药抑制阻滞区域或中枢性体温调节功能，所以围手术期普遍存在体温失衡的现象。另外，因为输注冷的液体、体腔、内脏的暴露等因素，术中发生低体温现象较为常见。术中低体温对病人造成的危害是十分严重的，针对造成术中低体温的原因对低体温进行有效预防是围手术期护理的重要内容。

二、手术病人保温护理的实施

（一）术中低体温发生的原因

1. 病人自身原因

（1）早产儿、低重新生儿及婴幼儿：因体积小，体表面积/体重之比相对较大，热传导性高，皮下组织较少，缺乏寒战反应，体温调节中枢发育不完善等使其体温调节能力较弱。这些不利因素对早产儿的影响更加突出，因为早产儿缺乏棕色脂肪，在受到寒冷刺激时不能通过非寒战性产热使机体代谢率增加，更容易发生低体温。

（2）老年病人：老年人肌肉变薄、静息时的肌张力较低、体表面积/体重之比增大、皮肤血管收缩反应能力下降及心血管储备功能低下等，导致老年病人体温调节能力较差。

（3）危重病人：危重病人失去控制热量丢失和产生热量的能力，极易发生低体温，导致病死率增加。

（4）严重烧伤、剥脱性皮炎病人：这类病人皮肤完整受到损害，使热量丢失增加；黏液性水肿、肾上腺功能不全的病人产热降低，均可导致低体温的发生。

2. 环境因素　室温对病人的体温影响较大，当室温低于21℃时，病人散热明显增加。其原因是病人通过皮肤、手术切口、内脏暴露以及肺蒸发使热量丢失增加，通过病人的热量传导到冷手术台或其他湿冷的接触物上丢失的热量增加，也可通过冷空气对流和辐射等形式使病人的热量丢失增加。

3. 麻醉剂的应用　麻醉剂有扩张血管、抑制体温调节的作用，从而导致体温下降。围手术期使用的所有麻醉剂均影响体温调节。另外，采用气管插管连接麻醉机机械通气吸入干冷气体等，也会引起体温下降。

4. 皮肤保温作用的丧失　皮肤是体内热量散失的主要器官。手术过程中皮肤消毒时，裸露皮肤面积较大，消毒液涂擦在病人皮肤上的挥发作用，使用低温或未加温液体冲洗体腔或手术切口，大手术体腔长时间暴露等原因，使体内热量丢失，造成低体温。

5. 输液输血　输液输血是麻醉手术过程中必不可少的治疗手段，但输入大量与室温相等的液体或温度更低的血液时，将对体液造成"冷稀释"作用，从而导致病人体温下降。

（二）术中保温护理的目标

1. 通过采取预防措施，保持手术病人术中中心体温维持在正常范围。

2. 预防低体温对病人造成危害，保持手术病人各项机体功能正常。

3. 维持术中、术后体温正常，促进麻醉苏醒及术后恢复。

（三）术中低体温的预防措施

1. 调节室温　根据手术进展随时调节室温，维持在22~25℃。

2. 术前评估和预热　术前根据病情，年龄，手术种类，胸、腹腔内脏暴露的面积，手术时间以及皮肤的完整性（如烧伤、皮炎、皮疹、压疮）等评估手术期间是否有体温下降的可能及其下降的程度，并制定保温措施。寒冷天气病人从病房运送至手术室途中，推车上被服应预热保持暖和，不让病人有寒冷感觉，更不能发生寒战。

3. 体表加热　由于代谢产生的热量大部分是通过皮肤丢失，因此有效的体表加温方法可降低皮肤热量的丢失。采用变温毯、电热毯、压力空气加热器等对病人体表进行加温，其中常用的变温毯是可流动的循环水毯，它需要连接可变温的水箱,将水箱水温调节在 38℃,可进行有效的保温和复温治疗。也可使用压力空气加热器,通过向覆盖在病人体表的塑料膜制品的间隙注入加热的空气,使体表周围形成温暖的外环境,从而减少热量的丢失,是目前一种较新的保暖方法,它具有使用方便、安全、有效等特点,可有效预防体温下降,减少其危害。在术前、术中、术后为病人采取盖被、穿脚套等保暖措施,让病人在围手术期感到温暖舒适。

4. 输注液加温 使用恒温加热器、温箱或血液制品加温器等加温设备,将输入体内的液体或血液制品加温至 37℃,以预防低体温的发生。也可以使用输液加温器在输注液体或血液制品时通过对输液管道加温来加热输入的液体或血液制品,以预防体温下降。研究表明液体或血液制品加温至 36~37℃是安全、舒适的,且对药液成分无影响。

5. 监测体温 在手术过程中注意监测体温,维持中心体温在 36℃以上。

三、手术病人保温护理的评价

1. 术前对病人术中体温变化评价合理,采取预防体温下降的措施适当。
2. 手术期间病人感觉温暖舒适。
3. 整个麻醉手术期间病人中心体温维持在 36℃以上。

四、手术病人保温护理的注意事项

1. 充分评估病人的一般情况,提前做好处理准备,防止低体温的发生。
2. 在进行体表加热时应使用可以调节、控制温度的仪器,温度不可过高,防止烫伤发生。
3. 输注液加温时,注意青霉素、维生素、代血浆等药物不能加温。

第八节 术毕病人护理

一、术毕病人护理的目的及意义

术毕是指手术结束后,病人将离开手术室被送到复苏室、监护室或病房的这段时间。术毕,手术室护士要为病人离开前做准备并与接收病人的护士做好交接,以保持病人生命体征平稳,保障病人安全。

二、术毕病人护理的实施

1. 协助手术医师包扎切口,打好胸腹带;贴上引流管标识,妥善固定引流管。

2. 检查病人全身受压部位皮肤完整性及清洁度,将病人恢复仰卧位姿势。

3. 整理病人衣裤,使之穿戴整齐。

4. 观察病人心率、血压、呼吸以及血氧饱和度,确保各项指标平稳;将病人移至转运车上,固定静脉输液袋,调节好输液速度。

5. 巡回护士组织麻醉、手术医师进行第三次手术安全核查,完善护理记录,整理病历资料,将病历夹、影像学资料等需带回病房的物品统一放置于转运车下方。

6. 再次观察病人生命体征,如平稳,由手术医师、麻醉医师和巡回护士共同护送病人离开手术室。

7. 手术室护士与接班护士详细交接病人术中病情变化、所使用药物、各种引流管、病人全身皮肤情况以及带回病房的物品,双方签名。

三、术毕病人护理的评价

1. 手术病人生命体征平稳。
2. 各种管道标识清晰,妥善固定。
3. 病人体表干净,切口敷料干燥,固定良好。
4. 病人皮肤完好,如有破损,记录完善,交接清楚。
5. 交接双方对交接内容清楚明了。

四、术毕病人护理的注意事项

1. 由于手术刺激、术中麻醉药物和术后镇痛药的共同作用,有时会引起低血压、呼吸抑制、嗜睡、肌肉乏力、窒息感等不良反应,如不及时处理,会引发严重后果。因此,术毕及转运过程中应密切观察血压、呼吸、脉搏等重要生命体征,做好交接工作。

2. 术毕交接应详细,对有特殊要求的手术管道、部位、注意事项要求交接清楚。

第六章 术后护理

第一节 概　　述

病人从手术完毕回到病室直至康复出院阶段所需的护理,称为手术后护理。本章着重讨论围手术期病人手术后并发症的防治和护理,以采取有效措施维护机体功能,减少术后并发症,促进病人康复。

一、术后护理的目的和意义

手术创伤导致病人防御能力下降,术后禁食、切口疼痛和应急反应等加重了病人的生理、心理负担,这不仅影响创伤愈合康复过程,而且可导致多种并发症。术后护理的重点是根据病人的手术情况和病情变化等,确定护理问题,实施有效的术后监护,采取预见性护理措施,尽可能减轻病人的痛苦和不适,防治并发症,促进病人康复。

二、术后护理的实施

(一)护理评估

1. 手术类型和麻醉方式　了解手术方式和麻醉情况,手术进程,术中出血、输血和补液情况,判断手术创伤大小及对机体的影响。

2. 身体状况

(1)生命体征:评估病人回到病室时的神志、脉搏、呼吸、血压。

(2)切口状况:了解切口部位及敷料包扎情况。

(3)引流管/引流物:了解所置引流管的种类、数目、引流部位和引流液性状,尤其注意引流液的量、性状和色泽。

(4)疼痛等不适:了解有无切口疼痛、恶心呕吐、腹胀、呃逆、尿潴留等术后不适,观察和评估不适的性质和程度。

(5)肢体功能:了解感知觉恢复情况和四肢活动度、皮肤的温度和色泽。

(6)辅助检查:了解术后血常规、生化检查情况。

3. 并发症　评估有无术后出血、术后感染、切口裂开、深静脉血栓形成等并发症的发生及其相关因素。

4. 心理和社会支持状况　随着手术后原发疾病和病痛的解除、麻醉及手术的度过,病人在一定程度上有暂时的解脱,但又显得非常疲乏和虚弱。询问术后病人和家属对手术的认识和看法,评估病人术后的心理感受,了解其有无紧张、焦虑不安、恐惧、悲观、猜疑或敏感等心理反应,从而进一步评估引起术后心理变化的原因:①失去部分肢体或身体外观改变,如截肢、乳房切除或结肠造口等;②术后出现的各种不适如切口疼痛、尿潴留或呃逆等;③留置各种导管所致的不适;④术后身体恢复缓慢及发生并发症;⑤担心不良的病理检查结果、预后差或危及生命;⑥担忧住院费用和继续治疗带来的痛苦。

5. 判断预后　了解术后病人治疗原则和治疗措施的落实情况。评估其机体修复情况,包括切口愈合、肠功能恢复,精神和体力恢复程度,休息和睡眠状况、食欲及饮食种类等。根据手术情况、术后病理检查结果和病人术后康复情况,判断其预后。

(二)护理目标

1. 病人术后病情、生命体征平稳,未发生水、电解质或酸碱平衡的紊乱。

2. 病人术后不适减轻,能得到较好休息,病人术后营养状况改善。

3. 病人能复述有关术后康复知识,配合治疗和护理。

4. 病人无术后并发症发生,或并发症得到有效预防或及时发现和治疗。

(三)护理措施

1. 维持呼吸、循环等生理功能的稳定,保证病人安全。

(1)迎接和安置术后回病房的病人:与麻醉医师和手术室护士做好床边交接。搬动病人时动作轻稳,保护好头部及各引流管和输液管道。正确连接各引流装置,调节负压,检查静脉输液是否通畅。注意保暖,避免贴身放置热水袋取暖,以免烫伤。遵医嘱给予吸氧。根据麻醉方式、术式安置病人的卧位。

(2)病情观察和记录:①观察生命体征:中、小型手术的病人,手术当日每小时测量脉搏、呼吸、血压,监测 6~8 小时或至生命体征平稳。大手术或可能发生出血者,必须密切观察,每 15~30 分钟监测生命体征,至病情稳定后改为 1~2 小时监测 1 次,并做好观察和记录。有条件者可使用床边心电监护仪连续监测。②观察尿液的颜色和量,必要时记录 24 小时液体出入量。③加强巡视和观察。

(3)静脉补液和药物治疗:由于手术致液体丢失、创伤以及术后禁食等原因,病人术后多需静脉输液直至恢复饮食。根据手术大小、病人器官功能状态、疾病严重程度和病情变化,调整输液成分、量和输注速度,以补充水、电解质和营养物质,必要时根据医嘱输全血或血浆等,维持有效循环血量。

2. 处理术后不适,增进病人舒适。

(1)切口疼痛:切口疼痛在术后 24 小时内最剧烈,2~3 日后逐渐减轻。剧烈疼痛可影响病人休息和各器官的正常生理功能。密切观察病人疼痛的时间、部位、性质和规律,并给予相应地处理和护理。

(2)发热:是术后病人最常见的症状。对于发热病人,除了应用退热药物或物理降温对症处理外,更应结合病史,进行如血、尿常规、X 线胸片、B 超、创口分泌液涂片和培养,血培养等检查,以寻找原因并作针对性治疗。

(3)恶心、呕吐:术后早期的恶心、呕吐常常是麻醉反应所致,待麻醉作用消失后,即可自然停止。病人呕吐时,将其头偏向一侧,并及时清除呕吐物。若腹部手术后反复呕吐,有可能是急性胃扩张或肠梗阻所致。若持续性呕吐,应查明原因,进行相应处理。部分病人需给予镇静、止吐药物以减轻症状。

(4)腹胀:术后腹胀会随着胃肠功能恢复、肛门排气后症状缓解,但数日后仍无排气、腹胀明显或伴有肠梗阻症状,应作进一步检查和处理。除采用持续胃肠减压、肛管排气或高渗溶液低压灌肠等综合措施外,更要注意是否存在腹膜炎或其他原因所致的肠麻痹,或肠粘连等原因所致机械性肠梗阻,经非手术治疗不能改善者,需做好再次手术的准备。

(5)呃逆:术后早期发生者,可压迫眼眶上缘,抽吸胃内积气、积液,给予镇静或解痉药物等措施。上腹部术后病人若出现顽固性呃逆,要警惕膈下积液或感染的可能,作超声检查以明确病因。

(6)尿潴留:术后尿潴留较常见,尤其是老年病人。术后 6~8 小时尚未排尿或虽排尿但尿量少、次数频繁者,应在耻骨上区叩诊检查,发现明显浊音区、明确有尿潴留时,先稳定病人情绪,采用下腹部热敷、轻柔按摩膀胱区及听流水声等多种方法诱导排尿,若无禁忌,可协助病人坐位或立起排尿。亦可根据医嘱用药物解除切口疼痛或用卡巴胆碱等促使膀胱壁肌肉收缩,以使病人自行排尿。上述措施无效时则应考虑在严格无菌技术下导尿,一次放尿液不超过 1000ml。尿潴留时间过长,导尿时尿液量超过 500ml 者,应留置导尿管 1~2 天。

3. 加强切口和引流的护理,促进愈合。

(1)管道护理和保持引流通畅:根据不同的需要,术中可能在切口、体腔和空腔内脏器官内放置各种类型的引流物。对留置多根引流管者,应区分各引流管的引流部位和作用,作好标记并妥善固定。经常检查管道有无堵塞或扭曲,保持引流通畅。换药时协助医生稳妥固定暴露在体外的管道,以防滑入体腔或脱出。每日观察并记录引流液的量和性状变化,根据引流量和病情决定拔除时间。

(2)观察手术切口:了解手术切口愈合过程的相关知识,便于做好切口观察和记录。定时观察切口有无出血和渗液,切口及周围皮肤有无发红,观察切口愈合情况,以及时发现切口感染、切口裂开等异常。保持切口敷料清洁干燥,并注意观察术后切口包扎是否限制了胸、腹部呼吸运动或肢端血液循环。对烦躁、昏迷病人及不合作患儿,可适当使用约束带,防止敷料脱落。

4. 提供相关知识和护理,促进术后康复。

(1)营养和饮食护理:术后饮食的恢复视手术和病人的具体情况而定。

(2)休息和活动:保持病室安静,减少对病人的干扰,保证其安静休息;原则上病情稳定后鼓励病人早期床上活动,争取在短期内起床活动,除非有治疗方面的禁忌。

5. 心理护理,缓解焦虑和恐惧。

(1)鼓励病人表达并稳定其情绪:加强巡视,耐心细致地进行沟通交流,明确病人所处的心理状态,给予适当的解释和安慰。

(2)提供缓解术后不适的措施:提供适时的帮助、解除病人的病痛和不适,往往是解决其心理问题的有效措施。

(3)指导病人进行术后康复活动:关心病人术后的康复进程,指导病人进行早期活动和功能锻炼,加强饮食指导,教会病人自理,起到稳定病人情绪的作用。

(4)相关知识的宣教:指导病人正确面对疾病和预后,告知有关继续治疗和随访等方面的知识,提高病人对疾病的认识,从而逐步接受术后躯体的变化,调整好心态,配合治疗和护理。

6. 识别术后并发症,作好预防和护理。

(1)术后出血:术后出血的可能原因有术中止血不完善或创面渗血、原先痉挛的小动脉断端舒张、结扎线脱落或凝血机制障碍等。术后需注意识别术后出血的临床表现。

(2)术后感染:以细菌感染最为常见,常见感染部位有切口、肺部、胸腹腔和泌尿系统,须掌握不同系统感染的临床表现、预防和处理方法。

(3)切口裂开:可能原因有营养不良、组织愈合能力低下、切口张力大、缝合不当、切口感染及腹内压突然增高(如剧烈咳嗽、呕吐或严重腹胀)等。主要掌握其临床表现和处理及预防方法。

(4)深静脉血栓形成或血栓性静脉炎。

1)临床表现:前者常发生于术后长期卧床、活动减少的老年病人或肥胖者。开始时病人自感腓肠肌疼痛和紧束,继之下肢出现凹陷性水肿,沿静脉走行有触痛,可扪及条索状变硬的静脉。后者常表现为浅静脉发红、变硬、明显触痛,常伴有体温升高。

2)预防:术后病人早期下床活动,卧床期间多作双下肢的屈伸活动,促进静脉回流。对于血液处于高凝状态的病人,可预防性口服小剂量阿司匹林或复方丹参片等。

3)处理:仅为血栓性静脉炎者,立即停止经患肢静脉输液,抬高患肢、制动,局部 50% 硫酸镁湿敷。深静脉血栓形成者,遵医嘱静脉输入低分子右旋糖酐和复方丹参溶液,以降低血液黏滞度,改善微循环。局部严禁按压,监测凝血功能。

三、术后护理效果评价

1. 病人术后病情、生命体征是否平稳。
2. 病人体液平稳是否维持,有无发生水、电解质或酸碱平衡的紊乱。
3. 病人术后不适有无减轻,能否得到较好休息。
4. 病人术后营养状况有无改善。
5. 病人能否复述有关术后康复知识,能否配合治疗和护理。
6. 病人情绪是否稳定,能否配合术后治疗和护理。
7. 病人有无术后并发症发生,并发症是否得到有效预防或及时发现和治疗。

四、术后病人护理的注意事项

1. 恢复期病人合理摄入均衡饮食,注意休息,劳逸结合。活动量从小到大,一般出院后 2~4 周仅从事一般性工作和活动。
2. 术后继续药物治疗者,应遵医嘱按时、按量服用。
3. 切口局部拆线后可用无菌纱布覆盖 1~2 日,以保护局部皮肤。若带有开放性伤口出院者,应将其到门诊换药的时间、次数向病人及其家属交代清楚。
4. 手术病人一般于术后 1~3 个月门诊随访一次,以评估和了解康复过程及切口愈合情况。

第二节　术后病人交接流程

一、术后病人交接的目的及意义

病人在手术室接受手术,手术完成后离开手术室,根据术后病情的需要转移至麻醉复苏室、重症监护室或者病房后,护士应立刻对手术后病人的病情、皮肤、管道等进行交接,针对不同手术进行重点检查,发现问题应随时与手术室护士和手术医生联系,给予及时准确的处理。术后病人交接能够了解术后病人的整体状态,及时应对术后可能发生的风险,为术后病人的治疗与护理提供依据。

二、术后病人交接的实施

（一）病人转运

严格根据手术方式和麻醉情况采取不同措施转运病人。术前肌注镇静剂的病人，必须使用平车进行规范接送；躁动或意识障碍的病人，接送过程中加护栏，避免病人肢体伸出栏杆外，必要时予以约束带保护，且护士不得离开病人。运送病人的担架车、滑轮床需设专人定期检查维护，每次使用之前都要检查其性能及安全性，以确保病人运送途中的安全；在运送途中各种管道要妥善固定在醒目位置，以便能随时观察处理。

（二）身份核实

接班护士与巡回护士根据病历、病人腕带，仔细核对科室、姓名、手术名称、手术部位和相关物品等；对神志清醒者，接班护士可直接询问其床号、姓名、年龄等。核对无误后在手术室转运病人交接本上签字确认。

（三）病情交接

1. 意识判断　正确安置术后病人体位后，首先判断其神志是否清醒。

2. 与麻醉医师交接麻醉情况　病人由于麻醉、手术的刺激及药物的作用，常常出现一些意想不到的问题，如呼吸、心率、血压的变化及辅助用药时出现异常的兴奋或抑制等。

3. 生命体征监测　测量体温、脉搏、呼吸、血压，全麻病人使用心电监护仪进行生命体征及血氧饱和度的动态监测。

4. 观察手术切口　仔细观察手术切口情况，包括切口有无渗血和渗液，切口及周围皮肤有无发红，以及切口有无裂开等情况。对烦躁、昏迷病人及不合作的患儿，可适当使用约束带防止敷料的异常脱落。

5. 检查肢体末梢的血运及感觉运动功能　观察切口包扎是否限制了病人胸、腹部呼吸运动或肢端血液循环。保持肢体功能位，并适当抬高患肢，高于心脏水平，以利于静脉回流，减轻肿胀。

6. 了解术中病情及出血情况　了解手术和麻醉情况，根据术中失血量、生命体征、术后尿量及病人全身情况调节输液速度和氧流量。及时做好护理记录，必要时填写交接记录。

（四）皮肤交接

时间较长的手术，术后重点检查骶尾部及骨突出部位皮肤有无压伤。取俯卧位的手术，应检查两侧髂前上棘及面颊处皮肤有无压伤。四肢骨折手术检查扎止血带部位皮肤有无损伤。术中牵引复位者应检查牵引周围皮肤有无挤压充血等。

（五）管道交接

1. 伤口引流管　严格无菌操作，在引流管末端接一次性负压吸引装置，固定于伤口同侧床旁,妥善固定,防止脱出、打折,保持引流管通畅,观察引流液的量、颜色、性状,并准确记录。

2. 静脉留置套管针　检查留置针穿刺点有无红肿、渗漏、脱出,是否固定妥当。根据病情调节输液速度 40~60 滴 / 分,小儿、老人、心功能不全的病人应适当减慢输液速度为 20~40 滴 / 分,并在贴膜处注明留置时间,保留时间不超过 96 小时,如有异常,立即拔除,并重新穿刺。

3. 留置导尿管　妥善固定导尿管,将导尿管从大腿下方连接集尿袋,固定于床旁,并用胶布将尿管近端外露部分固定于大腿内侧,减少因牵拉导尿管而引起的不适感。尿袋应低于耻骨联合水平位,防止尿液反流引起上尿路感染。检查导尿管是否通畅,观察尿液的颜色、量和性质,并准确记录。

（六）物品核实

清点从手术室带回的物品,如病历、X 线片、腹带、未使用完的药物等。接班护士填写手术病人接送卡并签名确认后,手术室护士方可离开。

三、术后病人交接流程的评价

1. 病人能进行平稳转移,并能有效保证手术病人的安全交接。

2. 提高手术室门前交接的服务质量和工作效率,降低护理安全隐患。

四、术后病人交接的注意事项

1. 巡回护士护送手术病人至病房时,由护士长或主班护士及责任护士,共同到床头交接,搬病人至推车上。

2. 按规定交接病人麻醉复苏情况及注意事项;交接病人手术情况、部位、病情等注意事项;交接各种引流管的名称、放置部位、注意事项;输入液体的名称、浓度、液量、速度及开始输入的时间。

3. 一般情况下,手术完毕只带保留液回病房;特殊用药、输血等,在手术病历医嘱上注明是否继续使用,接班护士应详细交接,按医嘱执行。如带回的液体是术前持续用药应立即停止输注,执行术后医嘱。医生开具医嘱后通知责任护士立即执行术后医嘱。

第三节　术后体位管理

一、术后体位管理的目的及意义

病人完成手术交接后,其术后体位摆放取决于其在手术过程中的麻醉方法、手术部位、手术方式以及全身情况。病人手术体位安置正确与否,会直接影响到手术后是否给病人带来非手术性损伤,甚至影响到严重并发症的发生与否。因此,做好手术后病人的体位管理,不仅可以减少病人的痛苦,减少手术对病人的生理干扰,避免损伤、神经麻痹等意外,还能有效维持病人机体功能,减少术后并发症,促使病人康复。

二、术后体位管理的实施

迎接和安置术后回室的病人,搬动时动作轻柔平稳,注意保护头部及各引流管和输液管道;全麻未清醒之前,平卧并将头转向一侧,以防呕吐物的误吸。

(一)术后麻醉未醒时的体位

1. 手术后病人的循环状态尚不稳定,此时原则上仍应保持水平仰卧位。

2. 病人侧卧时,应在其腰背部垫以软枕,以便更换体位。

3. 在病人尚未从麻醉中完全苏醒前,以头低位为宜,头偏向一侧。

4. 估计可能发生呕吐者或乳幼儿,则应屈曲其四肢,采取俯卧位较为合适。

(二)苏醒后的体位

1. 如无特殊需求,病人以平卧位为宜。

2. 如病人血压有下降倾向,可抬高其下肢,使床脚抬高约 20°,采取头低位,以改善其静脉回流状况。

3. 如病人腹腔内有渗液或膈肌运动受限,协助其采取半坐位,使积液存留盆腔,不致影响膈肌运动。

(三)变换体位

1. 病人苏醒后,及早协助其变换体位,特别是循环状态稳定的病人,务必每 2~3 小时变换一次体位。病人手术后如长时间不变动体位,则可致呼吸循环功能减退、关节挛缩、肌肉萎缩、压疮等。

2. 麻醉刚苏醒时由医护人员协助病人变换体位,逐渐转变到由病人自行翻身活动。

3. 手术后疼痛者,可借变换体位以解除压迫、给予镇痛药等方法使疼痛减轻,以有利于早期离床。

(四)早期下床活动

病人术后尽可能早期离床,不仅有利于防止肺部并发症发生及静脉血栓形成,并可促使自然排尿、排便,对恢复健康非常有利。但病人何时可以离床,须根据其情况、手术种类来决定。一期愈合的病人,可于手术后七天左右开始离床活动,现在有主张更为积极的早期离床步行者。不能离床活动者,也要鼓励其在床上变换体位、活动四肢、进行深呼吸等。病人可先半坐位,逐渐起立,并开始在室内活动。携有各种引流管或输液的病人,变换体位及离床活动时须注意勿将引流管脱出。

三、术后体位管理的评价

1. 病人术后病情、生命体征平稳。
2. 病人术后疼痛减轻,术后并发症减少。

四、术后体位管理注意事项

应根据麻醉方式、手术方式来安置病人的卧位。硬膜外麻醉和腰麻手术后,为减少麻醉后并发症如头痛的发生,应平卧 6 小时;胸部、腹部和颈部的手术,如病情许可,常采用半侧卧位,有利于呼吸和循环;腹腔有感染时,为预防膈下脓肿的发生,利于炎性渗出物聚集于盆腔,常取半卧位,一旦在盆腔形成残余脓肿,手术引流也较为方便;颅脑手术后,常抬高床头 15° ~30°,以助于减轻脑水肿;脊柱或臀部手术后,常采用仰卧位或俯卧位。

第四节　术后生命体征监测

一、术后生命体征监测的目的及意义

手术后病人病情的监测主要通过医护人员的密切观察,利用医疗设备对病人进行持续多方面的观察和监测,根据所得资料进行综合分析。术后生命体征的监测能及时有效地反映手术后病人病情的动态变化,为医生确定治疗方案提供依据,以采取相应治疗措施,维持手术后病人的病情稳定。

二、术后生命体征监测的实施

(一)体温的管理

术后病人会因各种因素会导致体温的变化。正常人的体温在 24 小时内略有波动,一般情况下不超过 1℃。

1. 体温的正常值范围　监测体温的方法包括口测法、腋测法和肛测法,不同的测量方法,其正常值范围有所不同。

(1)口测法:正常值为 36.3~37.2℃。病人不能用牙咬住体温计,用上下嘴唇噙紧,期间不能讲话,防止体温计被咬断或脱出。此法禁用于神志不清的病人和婴幼儿。

(2)腋测法:此法不易发生交叉感染,是测量体温最常用的方法。正常值为 36~37℃。

(3)肛测法:多用于昏迷病人或婴幼儿。正常值为 36.5~37.7℃。

2. 术后体温过低病人的护理　由于麻醉对体温调节的影响,手术时间冗长可使中心温度向环境温度偏移,易使病人术后体温低于36℃,发生低体温,导致病人发生术后的凝血功能障碍、免疫力降低及心肺并发症等一系列的不良反应。因此需采取措施使体温维持在正常水平。

（1）加强体温监测:对低温病人使用多功能监护仪体温监测探头,持续监测鼻咽部温度,及时发现体温动态变化。

（2）控制适宜的环境温、湿度:在病人入室前15分钟,调节室温至24~25℃,湿度至50%~60%。

（3）做好病人入室保暖工作:皮肤散热量与皮肤表面积成正比,因此,保温部位的面积大小比保温物品层数的多少更为重要。具体措施有:入室后盖上温热的大棉被以保持体温;在足底和腋窝等处放置热水袋,外加护套,要注意防止烫伤;大范围消毒皮肤或摄片需要较长时间暴露时,调高室温至28℃,要注意保持躯干体温,减少热量丧失;双脚套上保暖脚套,减少散热,以起到保暖的作用。

3. 术后体温过高病人的护理　术后由于组织损伤,蛋白质分解,需要机体吸收,此时会发热,一般在38℃左右,维持数天即恢复正常,称为吸收热。但如果手术后持续高热,可能有感染或其他并发症等原因,如肺部感染、肺不张、膈下脓肿、创口感染,或术后炎症未控制等引起全身感染。如果体温高于39℃,就要增加人的氧气消耗量,病人会出现头痛、烦躁,所以要积极设法使体温下降。

（1）密切观察:测量体温,对高热病人应每隔4小时一次,待体温恢复正常3天后,改为每日2次;同时注意观察发热的临床过程、热型、伴随症状及治疗效果等,如病人的面色、脉搏、呼吸、血压及出汗等体征。小儿高热易出现惊厥,应密切观察,如有异常应及时报告医生。

（2）卧床休息:高热时,新陈代谢增快,进食量少,消耗增加,病人又大多体质虚弱,因此应卧床休息,减少能量消耗,以利于机体的康复。护士还应为病人提供温度适宜、安静舒适、通风良好的室内环境。

（3）物理降温:体温超过39.0℃,可用冰袋冷敷头部;体温超过39.5℃时,可用乙醇拭浴、温水拭浴或做大动脉冷敷。行药物或物理降温半小时后,应测量体温,并做好记录及交班。

（4）保暖:体温上升期,病人如伴寒战,应及时调节室温,注意保暖,必要时可饮热饮料。

（5）补充营养和水分:给予病人高热量、高蛋白、高维生素、易消化的流质或半流质饮食,鼓励病人少量多餐。鼓励病人多饮水,以补充大量消耗的水分,促进代谢产物的排出。对不能进食的病人,遵医嘱给予静脉输液或鼻饲,以补充水分、电解质和营养物质。

（二）脉搏的管理

1. 脉搏的正常值范围　每分钟脉搏搏动的次数即为脉率，正常成人60~100 次 / 分；脉搏的节律性即为脉律，正常脉搏的节律是有规则、均匀的搏动，间隔时间相等。选择表浅、靠近骨骼的大动脉作为测量脉搏的部位，正常脉搏测 30 秒，乘以 2；异常脉搏应测 1 分钟。

2. 异常脉搏的观察　正常情况下术后脉搏稍快于正常，由于麻醉或失血等原因可引起病人出现脉搏的异常。

（1）脉搏频率异常：可分为速脉和缓脉。成人脉率每分钟超过 100 次，称为速脉，常见于发热、休克、大出血前期等病人；成人脉率每分钟低于 60 次，称为缓脉，常见于颅内压增高、麻醉药物滞留等病人。

（2）脉搏节律异常：可分为间歇脉和脉搏短绌。间歇脉是指在一系列正常均匀的脉搏中，出现一次提前而较弱的搏动，其后有一较正常延长的间歇（即代偿性间歇），亦称过早搏动或期前收缩，多见于各种器质性心脏病病人。有规律的间歇脉可见于二联律和三联律。脉搏短绌即在同一单位时间内，脉率少于心率。其特点为心律完全不规则，心率快慢不一，心音强弱不等，见于心房纤维颤动的病人。脉搏短绌越多，心律失常越严重，当病情好转，"绌脉"可能消失。若遇此病人，应同时测心率与脉率。

（3）脉搏强弱异常：可分为洪脉和细脉。当心排血量增加，周围动脉阻力较小，脉充盈度和脉压较大时，则脉搏强大，即为洪脉，常见于高热、甲亢等病人。细脉也称丝脉，当心排血量减少，周围动脉阻力较大，动脉充盈度降低则脉搏弱而小，扪之如细丝，常见于大出血、休克等病人。

3. 异常脉搏病人的护理

（1）休息与活动：指导病人增加卧床休息时间，适当活动，以减少氧的消耗。

（2）密切观察病情：观察脉搏的脉率、节律、强弱等情况，观察用药后的不良反应及手术后病人伤口的情况。

（3）心理护理：进行有针对性的心理护理，以缓解病人的紧张恐惧情绪。

（4）健康教育：协助做好各项检查如心电图等，安抚病人情绪，保持情绪稳定，注意勿用力排便，饮食宜清淡易消化，指导脉搏监测的方法。

（三）呼吸的管理

1. 呼吸的正常值范围　正常人的呼吸节律均匀，深浅适宜。平静呼吸时，呼吸正常值为：成人 12~20 次 / 分；儿童 30~40 次 / 分，新生儿 40~60 次 / 分。儿童的呼吸频率随着年龄的增长而减少，逐渐接近成人水平。呼吸频率与脉搏次数的比例为 1:4。测量呼吸的方法是在测量脉搏后，保持诊脉手势，观察病人胸腹部起伏测 30 秒,乘以 2。异常呼吸和婴幼儿应测 1 分钟。呼吸微弱或危重者,可用少许棉花置于病人鼻孔前,观察棉花被吹动的次数,计时1 分钟。

2. 异常呼吸的观察　手术后病人可因全身麻醉插管、术后发热、药物等影响引起异常呼吸。

(1)频率异常:可分为呼吸过速和呼吸过缓。呼吸频率超过 24 次 / 分,称呼吸过速,也叫气促,常见于发热、疼痛等。一般体温每升高 1℃,呼吸频率大约增加 3~4 次 / 分。呼吸频率低于 10 次 / 分,称呼吸过缓,常见于颅内压增高等。

(2)深度异常:可分为深度呼吸和浅快呼吸。深度呼吸又称为库斯莫呼吸,是一种深而规则的大呼吸,常见于糖尿病酮症酸中毒和尿毒症酸中毒等。浅快呼吸是一种浅而不规则的呼吸,有时呈叹息样,常见于呼吸机麻痹、休克等病人。

(3)节律异常:可分为潮式呼吸和间断呼吸。潮式呼吸又称陈 – 施呼吸,是一种呼吸由浅慢到深快,然后再由深快到浅慢,经过一段时间(5~30 秒)后,又开始重复以上的周期性变化,周而复始,像潮水涨退样。间断呼吸又称毕奥呼吸,表现为有规律的呼吸几次后,突然停止呼吸,间断一个短时间后又开始呼吸,如此反复交替。

(4)声音异常:可分为蝉鸣样呼吸和鼾声呼吸。蝉鸣样呼吸表现为吸气时产生一种高音调的似蝉鸣样音响,常见于喉头水肿、喉头异物等。鼾声呼吸表现为呼吸时发出一种粗大的鼾声,常见于昏迷、神经系统疾病等。

(5)形态异常:当肺、胸膜或胸壁的疾病产生剧烈疼痛时,均可使胸式呼吸减弱,腹式呼吸增强;当腹膜炎、大量腹水、肝脾极度肿大等时,可出现腹式呼吸渐弱,胸式呼吸增强。

(6)呼吸困难:是一个常见的症状和体征,病人主观上感到空气不足,客观上表现为呼吸费力,可出现发绀、鼻翼扇动、端坐呼吸、辅助呼吸肌参与呼吸运动,造成频率、深度、节律的异常。常见的有呼气性呼吸困难、吸气性呼吸困难、混合性呼吸困难。

3. 异常呼吸病人的护理

(1)心理护理:消除病人紧张、恐惧心理,主动配合治疗和护理。

(2)休息与活动:向病人解释适当休息的重要性,为病人创造一个良好的休息环境。术后病情允许的情况下再逐渐增加活动量,以能耐受不疲劳为度。

(3)保持病人呼吸道通畅:病人未完全苏醒且气管导管拔除后,插入口咽通气道再送回病房,同时使病人颈部呈过伸状态,以利换气;病人苏醒后或喉头反射恢复正常者,则除去通气道;病人带气管导管回病房时,则需进行特殊呼吸管道的管理。鼓励病人深呼吸,并协助其咳痰;协助病人经常变换体位,并同时用手掌轻轻拍其背部,以利于痰液松动;若分泌物黏稠而病人咳痰困难时,可给予蛋白溶解酶类或表面活性药物进行雾化吸入,以利痰液咳出;对行开胸术、开腹术的病人,因疼痛而导致呼吸或咳痰受限时,可适当给予止痛药。

（四）血压的监测

1. 血压监测值及正常范围　血压是衡量心血管功能的重要指标之一,监测方法包括无创血压、中心静脉压、肺动脉楔压。

（1）无创血压:术后病人常规取卧位,一般选用上臂肱动脉为测量处,若是手术部位则可依次选择对侧上臂肱动脉、下肢小腿处。术后病人血压会因为体液丢失、血容量减少等造成低血压,也会因为遭受手术创伤引起应激性血压升高。

（2）中心静脉压（central venous pressure, CVP）测定:CVP 是上、下腔静脉进入右心房处的压力,测定 CVP 对了解有效循环血容量和心功能有重要意义。CVP 的正常值为 5~12cmH$_2$O,低于 5cmH$_2$O 提示血容量不足,超过 12~15cmH$_2$O 则提示血容量过多或心功能不全,连续测定 CVP 值的临床价值更大。

（3）肺动脉楔压（pulmonary artery wedge pressure, PAWP）和心搏出量（cardial output, CO）测定:将漂浮导管（Swan-Ganz 导管）经上臂静脉插入,随导管顶端气囊的漂浮作用使导管头端楔嵌到肺小动脉部位,可测得 PAWP 值,该值能更确切地反映左心房功能。正常值为 1.60~2.40kPa（12~18mmHg）,其值的升高或降低的临床意义与 CVP 值相似。

2. 异常血压的观察

（1）高血压:术后收缩压 ≥140mmHg 和（或）舒张压 ≥90mmHg,可以判定为高血压。

（2）低血压:病人收缩压 ≤90mmHg,舒张压 ≤60mmHg 时,可以判定为低血压,多见于休克、心肌梗死、心功能不全、肾上腺皮质功能减退、严重脱水、心力衰竭、低钠血症等。

（3）脉压异常:可分为脉压增大和脉压减小。脉压增大常见于主动脉硬化、甲亢、动静脉瘘等,脉压减小常见于末梢循环衰竭、心包积液等。

3. 异常血压病人的护理

（1）术后密切观察病情变化:每小时测血压、心率一次,注意观察可能引起血压升高的某些因素如寒冷、疼痛、焦虑、失眠及尿潴留等,可能引起血压降低的因素如休克、心力衰竭、低钠血症等,发现问题及时报告医生并及时处理。

（2）掌握补液量和输液速度:补液量应满足病人生理需要量,血压过高的病人不宜过多,速度宜慢不宜快;因血容量过低引起血压过低的病人,宜补足液体,并适当加快输液速度。

（3）环境:安静、舒适、温湿度适宜。

（4）休息与活动:注意休息和清淡饮食,减少活动,保证充足的睡眠时间。

（五）疼痛的管理

术后疼痛是一种急性疼痛（通常病程小于6周）,是困扰外科手术病人的一个突出问题。据统计,75%手术病人有比较明显的术后疼痛,以往对术后疼痛的处理未能引起护理工作者的足够重视,病人也往往将术后切口疼痛视为术后一种不可避免的经历。术后疼痛引起的病理生理改变是机体对手术刺激的一系列动态反应过程,其结果对病人术后恢复产生了众多不良影响。

1. 术后病人疼痛的原因

（1）身体部位的伤口:与病人病情、手术类型、手术时间等有关。

（2）体位的影响:由于术后去枕平卧加上常规静脉输液,留置导尿管,不动、不翻身呈固定仰卧位,可使疼痛加剧。

（3）精神因素的影响:因不了解病情手术方式等引发紧张、焦虑等。

（4）麻醉的影响:与麻醉方法、用药种类及剂量有关。

（5）其他因素的影响:如病人的年龄、性别、文化程度等。

2. 疼痛的评估　为使疼痛的评估更加准确、客观,应采用多种方法进行综合评价。

（1）主观测定法

1）视觉模拟评分法（visual analog scale, VAS）:通常采用10cm长的直线从0端（无痛）到10端（剧痛）,让病人根据自身疼痛的感受在最能反映自己疼痛程度处划记号,从0端到记号之间的距离即为评分分数。

2）语言描述量表（verbal descriptor scale, VDS）:用“无痛”“轻微痛”“中度痛”“重度痛”“极重度痛”一系列词语描述疼痛的强度,病人在这些词语中选出最能描述自己疼痛程度的词。无法进行语言交流的病人不宜采用此法,但亦可通过写字板形式进行疼痛程度的表达。

3）数字疼痛分级法（numeric rating scale, NRS）:将疼痛用0到10这11个数字表示,0表示无痛,10表示最痛,病人根据个人的疼痛感受程度在其中一个数做记号。此方法简单,在临床工作中常用。

4）McGill问卷表:包括4类20组疼痛描述词,从感受、情感、评价和其他相关类4个因素以及现时疼痛强度进行较全面的评价。病人选择一个与自己的疼痛感受程度相同的词并得到相应分值,计算得到疼痛评定指数。该问卷需要花费病人一定的时间和精力,在术后早期不宜选用,以免影响病人的休息。

（2）行为测定法:由于疼痛常对人的生理、心理造成一定的影响,所以病人术后疼痛时常表现出一些行为和举止的改变,如面部表情、躯体姿势和肌肉紧张度等。10分脸谱法是用微笑到哭泣的6种面部表情来评估疼痛的强度,它不受特定的文化背景、年龄和性别限制,容易掌握。体位、姿势等行为可帮助测定疼痛程度,如病人不敢移动身体、不敢用力咳嗽、常常哭闹惊叫、肌张力高等表示病人正经历着不同程度的疼痛。

（3）生理指标测定法:临床疼痛评估还可以通过测定生理指标来实现。疼痛可引起自主神经的改变,故观察心率、血压、呼吸及局部皮肤温度等变化可间接估计疼痛的程度。但这种方法的正确率较低,属于间接评价法。术后护理人员应定时观察并记录生命体征,其结果可与上述方法结合对病人疼痛程度进行综合评估。

3. 术后病人疼痛的护理

（1）麻醉镇痛泵（PCA）的应用:病人手术后可根据病情请麻醉医师评估病人的基本情况,指导病人正确使用 PCA 泵,记录镇痛方案及镇痛效果,注意防止感染及并发症。

（2）镇痛护理的健康宣教:重视对术后病人的健康教育,加强与病人的沟通合作,可向病人讲述疼痛可能产生的不利影响,告知病人大部分术后疼痛可通过多种选择方案进行缓解,避免激发或加剧术后疼痛的因素如精神、环境、身体等。

（3）心理护理:可使用音乐疗法、注意力转移法、想象疗法、放松疗法等技巧指导病人进行放松,缓解病人压力。

（六）意识状态

意识是中枢神经系统对内、外环境中的刺激所做出的有意义的应答能力。病人苏醒前,除应观察其生命体征外,还应注意观察其意识恢复情况。

1. 意识障碍的评估　常用的确认意识障碍程度和类型的评估方法有:

（1）临床分类法:主要是给予言语和各种刺激,观察病人反应情况加以判断。如呼叫其姓名、推摇其肩臂、压迫眶上切迹、针刺皮肤、与之对话和嘱其执行有目的的动作等。

（2）Glasgow 昏迷量表评估法:主要依据对睁眼反应、言语反应、运动反应的情况对意识障碍的程度进行评估的方法。三者得分越高,提示意识状态越好,正常人为 15 分,最低 3 分,8 分以下为昏迷。

2. 意识障碍的分级　根据病人意识的深浅和特殊临床表现分为:

（1）嗜睡:是程度最浅的一种意识障碍,病人经常处于睡眠状态,给予较轻微的刺激即可被唤醒,醒后意识活动接近正常,或有轻度定向力障碍和反应迟钝,刺激停止又复入睡。

（2）意识模糊:病人的时间、空间及人物定向明显障碍,思维不连贯,常答非所问,错觉可为突出表现,幻觉少见,情感淡漠。

（3）昏睡：较嗜睡更深的意识障碍，表现为意识范围明显缩小，精神活动极迟钝，对较强刺激如针刺、压眼眶等会有躲避反应。不易唤醒，对反复提问回答常含混不清，答非所问，各种反射活动存在。

（4）昏迷：意识活动丧失，对外界各种刺激或自身内部的需要不能感知。可有无意识的活动，任何刺激均不能被唤醒。按刺激反应及反射活动等可分三度：①浅昏迷：随意活动消失，对疼痛刺激有反应，各种生理反射（吞咽、咳嗽、角膜反射、瞳孔对光反应等）存在，体温、脉搏、呼吸多无明显改变，可伴谵妄或躁动。②深昏迷：随意活动完全消失，对各种刺激皆无反应，各种生理反射消失，可有呼吸不规则、血压下降、大小便失禁、全身肌肉松弛、去大脑强直等。③极度昏迷：又称脑死亡。病人处于濒死状态，无自主呼吸，各种反射消失，脑电图呈病理性电静息，脑功能丧失持续在 24 小时以上，排除了药物因素的影响。

（5）谵妄：是一种特殊类型意识障碍。在意识模糊的同时，伴有明显的精神运动兴奋，如躁动不安、喃喃自语、抗拒喊叫等。

（6）注意有些病人苏醒时会呈现兴奋状态，应做好精神方面的护理。苏醒较慢的病人，注意其有无因肝肾功能损害、低血糖、低钠血症以及脑缺氧等而造成意识障碍。

3. 术后意识障碍病人的护理措施

（1）评估并监测病人意识障碍程度，生命体征以及相关疾病的病情情况。同时报告医生和记录。

（2）除昏迷状态病人外，需向病人介绍环境，且在改变病人居室及房内布局时，或行操作前做详细解释，以减轻病人焦虑或恐惧，并争取病人合作。可使用日历、钟表帮助病人恢复时间定向力；为病人提供他熟悉的相片等物品，帮助病人恢复记忆力。鼓励病人表达自己的想法和要求。保证病人足够的休息和睡眠，以利病情恢复防止加重意识障碍程度。其他按昏迷病人护理常规或意识障碍护理常规护理。

（3）病人及家属健康教育：指导病人及家属如何预防受伤，做好保护性护理；教给家属判断意识障碍的简单方法及有关的护理技巧；鼓励家属表达想法和要求。

（七）尿量的监测

1. 尿量监测　监测尿量可以监测病人的出入水量，观察病人的肾功能。医生可根据术后的尿量结合病情考虑给予补液还是利尿等治疗方案。正常人尿量不应少于 800ml/d，尿量少于 400ml/d 者称为少尿，尿量少于 100ml/d 则为无尿，少尿和无尿都提示肾功能存在问题。如果是由于水分摄入量不足或是尿路梗阻所致，积极去除病因后尿量则会转为正常。如果是由于肾衰竭所致的少尿或无尿,则预后极为恶劣。如果尿量少而尿比重低(1.010~1.013)也提示有肾衰竭。肾衰竭时还会有血肌酐、尿素氮和钾浓度的显著升高。

2. 术后尿量异常病人的护理　术后密切观察生命体征,注意观察可能引起尿量异常的原因,评估并监测病人尿量,做好记录并告知医生。由于手术后需卧床改变了病人正常的排尿习惯,因此可在术前预防性指导病人适应床上大小便;可采取热敷或者按摩腹部,也可使病人听流水声或用温水冲洗会阴部,促进病人排尿;提供病人隐蔽的环境减轻心理压力;在早期开始活动,做好心理护理。

三、术后生命体征监测的评价

1. 体温、脉搏、呼吸、血压等各项指标是否维持在正常范围。
2. 病人无痛或疼痛后是否得到有效缓解。
3. 病人意识是否恢复正常。
4. 病人尿量是否正常。

四、术后生命体征监测的注意事项

1. 术后病人进行生命体征监测时护理人员应当选取合适的监测方法,因人而异进行监测。
2. 护理人员应详细了解各项生命体征的知识,出现任何异常生命体征时应能及时发现,并能采取相应的措施。

第五节　术后水和电解质管理

一、术后水和电解质管理的目的及意义

体液平衡和内环境稳定是维持机体正常代谢和器官生理功能的基本保证。体内水和电解质的动态平衡可因疾病、手术和创伤等因素遭到破坏,出现水和电解质代谢紊乱,表现为容量、浓度和成分的失调,若代谢失衡的程度超过人体的代偿能力,可影响疾病的转归。因此,术后水和电解质的管理对于病人术后的恢复十分重要。

二、术后水和电解质管理的实施

(一)评估身体状况

1. 局部

(1)皮肤弹性:评估有无皮肤弹性下降,用手轻捏手背或前臂皮肤,松开

后不能立即恢复原状,即表示皮肤弹性下降;若轻捏皮肤、松开后持续 20~30 秒再恢复原状者,常提示严重体液不足。

（2）口腔内颊黏膜或齿龈线区:如出现干燥,提示有体液不足。

2. 全身

（1）生命体征:有无心率加快、脉搏细速、血压不稳或下降等血容量不足的表现。

（2）神经症状:包括病人的清醒程度及有无乏力表现。若病人神志淡漠,常提示严重体液不足。

（3）出入水量:入水量包括经胃肠道和非胃肠道摄入的液体,如饮食、管饲和静脉输液量等;出水量包括呕吐物、汗液、尿液、粪便及从呼吸道、创面引流和蒸发的液体量等。尿量是反映微循环灌注的重要指标。尿比重的变化对临床判断系肾衰竭或体液缺乏所致的少尿有重要参考价值。

3. 辅助检查

（1）实验室检查:了解红细胞计数、血红蛋白、血细胞比容、血清钠、氯、渗透压等。

（2）中心静脉压（CVP）:正常值为 5~12cmH$_2$O（0.49~1.18kPa）,低于正常值提示可能存在血容量不足。

（二）维持术后充足的体液量

1. 去除病因 采取有效的预防措施或遵医嘱积极处理,减少体液的流失。

2. 实施液体疗法 对已发生缺水的病人,依据生理状况和各项实验室检查结果,遵医嘱及时补充液体。补液时严格遵循定量、定性和定时的原则。

（1）定量:包括生理需要量、已丧失量和继续丧失量 3 部分。①生理需要量:每日生理需要量的简易计算方法:体重的第一个 10kg × 100ml/（kg·d）+体重的第二个 10kg × 50ml/（kg·d）+ 其余体重 × 20ml/（kg·d）。对于 65 岁以上或心脏疾病的病人,实际补液量应少于上述计算所得量;婴儿及儿童的体液量与体重之比高于成人,故每公斤体重所需水量也比较大。此外,还应补给每日需要水分 2000ml、氯化钠 4.5g;在血容量补给使尿量达 40ml/h 后开始补钾,每日补钾不超过 3~5g。②已经损失量:或称累计失衡量,指在制定补液计划前估计已经丢失的液体量,一般分 2 日补足。③继续损失量:或称额外损失量,包括外在性和内在性失液。外在性失液应按不同部位消化液中所含电解质的特点,尽可能等量和等质地补充。内在性失液,如腹（胸）腔内积液、胃肠道积液等,虽症状严重但并不出现体重减轻,故补液量必须根据病情变化估计。此外,体温每升高 1℃,将自皮肤丧失低渗液 3~5ml/（kg·d）,成人体温达 40℃时需多补充 600~1000ml 液体;中度出汗约丧失 500~1000ml 体液（含

1.25~2.5g 钠盐); 出汗湿透一套衣裤时约丧失体液 1000ml; 气管切开者每日经呼吸道蒸发的水分约为 800~1200ml。

（2）定性: 补液的性质取决于水和电解质紊乱的类型。高渗性脱水时以补充水分为主; 低渗性脱水以补充钠盐为主; 等渗性缺水时补充等渗盐溶液。

（3）定时: 每日及单位时间内的补液量及速度取决于体液丧失的量、速度及脏器功能状态。若各脏器代偿功能良好, 按先快后慢的原则进行分配, 即第一个 8 小时补充总量的 1/2, 剩余 1/2 总量在后 16 个小时内均匀输入。

3. 准确记录 24 小时出入水量　包括每次饮食、饮水量和静脉补液量、大小便量、呕吐物和引流液等, 以供临床医生参考, 及时调整补液方案。

4. 疗效观察　补液过程中, 必须严密观察治疗效果、注意不良反应。①精神状态: 如萎靡、嗜睡等症状的改善情况。②缺水征象: 如皮肤弹性下降、眼窝内陷等表现的恢复程度。③生命体征: 如血压、脉搏、体温的改善情况。④辅助检查: 如尿量和尿比重等尿常规检查、血常规检查、血清电解质和肝肾功能等血生化检查、中心静脉压等指标的变化趋势。

（三）及时纠正体液过多

1. 密切观察病情　及时观察术后病人脑水肿、肺水肿和皮肤水肿的进展程度, 以防病情发生急剧变化。

2. 熟悉病人病情　针对不同手术方式及病人情况, 严格按照医生治疗计划补充液体, 避免过量和过速。准确记录 24 小时出入水量, 并控制水的摄入量。

3. 遵医嘱给予脱水剂及利尿剂　如 20% 甘露醇和呋塞米等, 注意观察病情变化、尿量及水肿消退情况。

（四）增强活动耐力

1. 去除病因和诱因　针对低钾的病人, 需加强对血清钾水平的动态监测, 同时遵医嘱予以止吐、止泻治疗。术后病人若恢复进食, 需鼓励其在病情允许范围内尽早且多摄入含钾高的食物。对高钾的病人, 应告知病人禁食含钾高的食物和药物。

2. 积极补钾　补钾的原则: ①尽量口服补钾: 可选用枸橼酸钾溶液或 10% 氯化钾溶液口服或鼻饲。②禁止静脉推注: 只能将 10% 氯化钾溶液稀释后经静脉滴注。③见尿补钾: 一般以尿量超过 40ml/h 或 500ml/d 方可补钾。④限制补钾总量: 依血清钾水平, 约需补钾 3~6g/d。⑤控制钾的浓度: 补液中钾的浓度不宜超过 3g/L(40mmol/L), 补钾速度不宜超过 20~40ml/h。

3. 积极处理高血钾　对高钾的病人, 需要及时处理, 促进钾的排出。如输入 5% 碳酸氢钠或葡萄糖液加胰岛素, 或嘱病人口服阳离子交换树脂或保留灌肠, 严重者予以腹膜透析或血液透析。

4. 增加病人活动耐受力 根据病人肢体活动及耐受情况,与病人和照顾者共同制定循序渐进的活动计划,随肌张力及病情恢复情况进行适当调整。

(五)保持皮肤的完整性

1. 加强观察 定时观察病人皮肤状况,发现异常及时报告医生并协助处理。

2. 预防压疮 术后病人麻醉恢复期间或意识障碍者,应协助其定时翻身,避免局部皮肤长期受压;肌张力高或肢体活动障碍者,要予以保护垫保护易受压部位。加强生活护理,保持皮肤清洁、干燥,床单位干燥、平整。危重病人卧床期间要避免局部压迫各种仪器管道。

3. 避免摩擦伤 水肿病人注意抬高下肢,促进血液回流,进行护理时,动作宜轻柔,避免皮肤因摩擦而损伤。

(六)减少受伤的危险

1. 监测血压 定时测量血压,对于血压偏低或不稳定者,告知其在改变体位时动作宜慢,以免因直立性低血压或眩晕而跌倒受伤。

2. 建立安全的活动模式 与病人及家属共同制定包括活动时间、活动量及活动形式的计划,如病人除在床上主动活动外,也可由他人协助在床上被动运动。根据病人肌张力的改善程度,逐步调整活动内容、时间、形式和幅度,以免长期卧床致失用性肌萎缩。

3. 加强安全防护措施 移去环境中的危险物品,减少意外受伤的可能。对定向力差及意识障碍者,建立安全保护措施,如加床栏保护、适当约束及加强监护等,以免发生意外。

(七)并发症的预防和处理

术后病人除加强生命体征监测外,还需严密监测心电图,一旦发生心律失常应立即通知医生,积极配合治疗;若出现心脏骤停应做好心肺复苏的急救和复苏后的护理。

三、术后水和电解质管理的评价

1. 体液量是否恢复平衡、尿比重是否维持在正常范围。
2. 血清钾、钠是否恢复正常范围,病人能否耐受正常活动。
3. 皮肤是否完整。
4. 病人是否受伤,能否复述预防受伤的有效措施。
5. 病人是否出现心律失常、心脏骤停等并发症。

四、术后水和电解质管理的注意事项

1. 一般可用等渗盐水或平衡盐溶液补充血容量,但等渗盐水中所含氯离子高于血清氯离子含量,大量补充有导致高氯性酸中毒的危险。

2. 在纠正缺水后,排钾量会有所增加,血清钾离子浓度也因细胞外液量增加而被稀释降低,故应注意预防低钾血症。

3. 因水中毒缺钠者,先输晶体溶液后输胶体溶液。

第六节　术后营养管理

一、术后营养管理的目的及意义

外科术后病人由于手术或应激等因素使机体处于高分解状态,同时病人不能正常经口摄入足量营养物质,导致病人营养不良、免疫力下降,产生并发症。术后营养支持有助于将机体的分解代谢尽可能维持到合理水平,提供合理的营养底物,纠正营养物质的异常代谢,预防和减轻营养不良;通过特殊营养物调节机体的免疫反应,增强肠道的黏膜屏障功能,维护脏器、组织器官的免疫功能,促进组织器官的修复,提高其对手术创伤耐受力,减少或避免术后并发症的发生,降低病死率。因此,尽可能满足病人术后的营养需求,对改善病人术后的营养状况,促进康复有积极的意义。

二、术后营养管理的实施

(一)营养评估

术后营养评估是临床营养支持的基础,可根据人体测量、实验室检查、综合评价进行评估。

1. 人体测量

(1)身高和体重:在没有水肿等因素的影响下,实际体重低于标准体重的 10% 为轻度营养不良,低于 20% 为中度营养不良,低于 30% 为重度营养不良。

(2)体重指数(Body Mass Index, BMI):BMI 值计算公式:BMI= 体重(kg)/身高^2(m^2),正常值为 18.5~23.9,低于 18.5 为营养不良,高于 24.0 为超重,高于 25.0 为肥胖。

(3)肱三头肌皮褶厚度(triceps skinfold thickness, TSF):我国成人参考值为:男性为 12.5mm,女性为 16.5mm。实测值在正常值 90% 以上时为正常;占正常值 80%~90% 时,为轻度营养不良;60%~80% 时,为中度营养不良;小于60% 时,为重度营养不良。

(4)上臂围(arm circumference, AC)与上臂肌围(arm muscle circumference, AMC):上臂围(AC)正常值成年男性为 23.35~29.61cm,成年女性为 22.28~

28.92cm。AMC=AC−3.14×TSF。AMC 的正常参考值男性为 25.3cm，女性为 23.2cm。实测值在正常值 90% 以上时为正常；占正常值 80%~90% 时，为轻度营养不良；60%~80% 时，为中度营养不良；小于 60% 时，为重度营养不良。

2. 生化指标的评估

（1）血红蛋白（Hb）：男性低于 120g/L，女性低于 110g/L 可判定为贫血。

（2）血清白蛋白测定（Alb）：血清白蛋白在一定程度上可以作为个体营养状态的评价指标，对判断预后有一定的价值。血清白蛋白的正常值为 35g/L，28~34g/L 表示内脏蛋白轻度消耗，21~27g/L 为中度消耗，低于 21g/L 为重度消耗。

（3）外周血总淋巴细胞计数（TLC）：$1.5×10^9 \leqslant TLC<1.8×10^9$ 为轻度营养不良，$0.9×10^9 \leqslant TLC<1.5×10^9$ 为中度营养不良，$TLC<0.9×10^9$ 为重度营养不良。

（4）氮平衡：是评价机体蛋白质营养状况最可靠与最常用的指标。氮平衡的正常值为 1。氮摄入量大于排出量为正氮平衡，摄入量小于排出量为负氮平衡，二者相等为氮的平衡状态，表示蛋白质可基本满足人体的需求。

3. 综合评价法

（1）主观全面营养评定法（Subjective global nutritional assessment，SGA）：美国肠外肠内营养学会（ASPEN）推荐的临床营养状况评估工具，是根据病史和体格检查的一种主观评估方法，其特点是以详细的病史与临床检查为基础，省略人体测量和生化检查。SGA 对近期体重变化、饮食改变、胃肠道症状、活动能力改变、应激反应、肌肉消耗、三头肌皮褶厚度和踝部水肿进行 A、B、C 分级：A= 营养良好，B= 轻 – 中度营养不良，C= 重度营养不良。评估标准为：8 项中至少 5 项属于 B 级定为轻中度营养不良，至少 5 项属于 C 级者可定为重度营养不良。在重度营养不良时，SGA 与身体组成评定方法有较好的相关性（详见表 4–2）。

（2）微型营养评定法（Mini–nutritional assessment，MNA） MNA 是一种简单、快速，适用于评价病人（特别是老年人）营养状况的方法，由 Guigoz、Vallas 和 Garry 于 1994 年提出。内容包括人体测量，整体评价、膳食问卷及主观评价四个方面。各项评分相加即得 MNA 总分，计 30 分。MNA 分级标准：总分 ≥24 表示营养状况良好，总分 17~24 为存在营养不良的危险，总分 <17 提示营养不良（见表 4–3）。

（二）营养支持原则

1. 根据术后病人实际情况采取营养支持。

（1）支持底物：计算营养支持补充量的主要根据是病人摄入量不足的程度。可根据 Harris-Benedict 公式计算：男性：BEE=66.7+（13.75×体重）+（5×身长)-(6.76×年龄),女性:BEE=65.5+(9.6×体重)+(1.7×身长)-(4.7×年龄),其中体重的单位是kg,身高的单位是cm,年龄的单位是岁。由于该公式所得热量比实际需要量高10%,所以在实际工作中应将计算值减去10%。另外可使用间接能量测定仪测出热量需要量,可根据热氮比为100~150kcal:1gN的比例计算氮量,对于大多数病人可按热量25kcal/(kg·d),氮量0.16g/(kg·d)给予。

（2）支持时间:营养支持时间主要取决于病情缓急和病变性质,一般为术后7天左右。良性疾病的术前营养支持的时间不受限制,待病人营养状态改善后再进行手术。但恶性肿瘤病人则应尽可能在7~10天内使其营养状态改善后尽早手术。

（3）支持途径:病人有肠道功能者,首选肠内营养;若不能进食或进食量少,则考虑肠外营养。肠内营养补充不足时,可加用肠外营养。

2. 肠内营养　肠内营养（Enteral nutrition, EN）是指将一些只需化学性消化或不需消化就能吸收的营养液注入到病人的胃肠道内,提供病人所需营养素的方法。肠内营养与肠外营养相比具有更符合生理、有利于维持肠道黏膜细胞结构与功能完整性、并发症少且价格低廉等优点,因此,只要病人存在部分胃肠道消化吸收功能,也应尽可能考虑肠内营养支持。

（1）肠内营养制剂分类

1）要素型（elemental type）制剂:包括氨基酸型和短肽型,此类制剂的基质为单体物质,包括氨基酸或短肽、葡萄糖、脂肪、矿物质和维生素混合物。营养全面,无需消化就可直接或接近直接吸收,成分明确,残渣极少,不含乳糖,适口性差,但能补充人体日常生理功能所需的能量及营养成分,也可作为营养不足病人的手术后营养供给和肠道准备。如氨基酸型营养制剂肠内营养粉剂,苯丙氨基酸代谢障碍型营养剂。

2）非要素型（non-elemental type）制剂:这类制剂以整蛋白或蛋白质游离物为氮源,口感较好,既可口服,也可管饲,适用于胃肠道功能比较好的病人。该型制剂进入胃肠道后可刺激消化腺体分泌消化液,帮助消化、吸收,在体内消化吸收过程同正常食物,可提供人体必需的营养物质和能量的需要。如整蛋白型肠内营养乳剂,糖尿病型肠内营养乳剂,苯丙酮尿症儿童专用型制剂。

3）组件型（module type）制剂:这类制剂包括氨基酸组件、短肽组件、整蛋白组件、糖类组件、长链甘油三酯（LCT）组件、中长链甘油三酯（MCT）组件、维生素组件等。目前国内尚无组件式肠内营养制剂的上市产品,但有属于食品的蛋白质制剂,有人认为可将其归为组件式肠内营养制剂。如单纯氨基酸/短肽/整蛋白组件、糖类制剂组件、脂肪制剂组件、维生素制剂组件等。

（2）肠内营养的注意事项

1）肠内营养的途径可根据病人的情况选择：分次口服、鼻饲、胃造瘘、空肠造瘘等。严格禁忌静脉内输入肠内营养制剂。

2）肠内营养制剂现配现用，配置过程中注意无菌操作，输注前适当加温（37~38℃为宜）、摇匀，经鼻胃管或胃造口输入时，取半卧位，头部抬高30度为宜，以匀速持续的输注方式输入病人胃内，防止反流，引起误吸。开启后的液体冰箱内（2~10℃）保存并于24小时内用完。

3）肠内营养输入的过程中浓度与总量应根据病人的病情逐渐增加，先慢后快，由少量逐渐增至病人的需要量。若在输注过程中，病人出现恶心、呕吐、腹胀、腹泻等症状时，应及时查明原因，按需要调整速度和温度。

3. 肠外营养　肠外营养（parenteral nutrition，PN）：是指由中心静脉或外周静脉途径供给机体足够的营养物质，病人即使在不进食的情况下，也能获得正常的营养支持。

（1）肠外营养制剂分类：肠外营养制剂没有统一的配方，但必须含有全部人体所需的营养物质。应根据病人的年龄、性别、体重或体表面积及病情需要等制备。肠外营养制剂的组成成分包括蛋白质（氨基酸）、脂肪、糖类、多种维生素、多种微量元素、电解质和水等，均系中小分子营养素。提供足够的水分（1kcal/ml），能量约为30~35kcal/（kg·d），以维持病人的营养需要。

1）葡萄糖溶液：到目前为止，葡萄糖是肠外营养液中添加的唯一糖类。为了提供足够的能量，在肠外营养液配方中常应用高浓度的葡萄糖作为肠外营养的能量来源，一般每日提供糖约200~250g，最多不超过300g，占总能量的60%~70%。肠外营养配方中常需用高浓度（25%~50%）葡萄糖溶液。这种溶液渗透压很高，只能经中心静脉途径输入，若经周围静脉输入容易导致血栓性静脉炎。由于机体利用葡萄糖的能力有限，输入太快可发生高血糖、糖尿及高渗性脱水。

2）脂肪乳剂：人体内必需脂肪酸的缺乏引起伤口愈合不良、血小板减少等，而脂肪乳剂提供人体必需脂肪酸和三酰甘油，可防止单独使用糖进行肠外营养引起的必需脂肪酸缺乏；脂肪乳剂含热量高，适用于对于液体量摄入受限的病人；脂肪乳剂还可作为脂溶性维生素的载体，利于人体吸收利用脂溶性维生素。

3）氨基酸溶液：氨基酸是合成蛋白质和其他生物活性物质的底物。氨基酸制剂分为平衡型与非平衡型氨基酸溶液。平衡型氨基酸溶液由8种必需氨基酸及其他多种非必需氨基酸组成，经静脉给药时，可供机体有效利用，纠正负氮平衡及减少蛋白质的消耗，增强机体抵抗力及促进伤口愈合，适用于多数营养不良病人；非平衡型氨基酸溶液的配方系针对某一疾病的代谢特点而设计,兼有营养支持和治疗的作用。

4）水与电解质:肠外营养的液体需要量基本上是 1ml/kcal,成人以每天 3000ml 左右为宜。电解质主要是用于维持血液的酸碱平衡和水盐平衡,以保持机体有恒定的内环境。电解质在无额外丢失的情况下,钠、镁、钙等按生理需要量补给即可。值得强调的是电解质的补给量不是固定不变的,因病人的病情、病程不同而有相应的变化,需根据血清及 24 小时尿中的电解质检查结果予以调整用量。常用的肠外营养的电解质溶液有 10% 氯化钠、10% 氯化钾、10% 葡萄糖酸钙、25% 硫酸镁及有机磷制剂等。

5）维生素与微量元素:维生素参与糖、脂肪、蛋白质代谢及人体生长发育、创伤修复等。肠外营养一般只能提供生理需要量,有特殊营养需求的病人（如烧伤、肠瘘等）需要额外补充,否则可出现神经系统与心血管系统的损害和维生素缺乏症。维生素 D 在肠外营养中是个例外。研究发现,应用肠外营养的病人可出现骨质软化症伴高钙血症,停止补充维生素 D 后可使症状缓解,提示长期使用含维生素 D 的肠外营养制剂可使代谢性骨病加重。因此建议家庭肠外营养者不必补充维生素 D,鼓励病人多晒太阳,产生内源性维生素 D。微量元素参与酶、核酸、多种维生素和激素的作用。微量元素虽在体内含量很少,但却是机体不可缺少的。每一种微量元素都有它的特殊功能,有些是酶的辅酶,有些与寄宿分泌有关等等。进行肠外营养时,由于制剂制备精纯,长期使用可导致微量元素的缺乏,必须引起重视,注意补充。肠外营养中的微量元素需要量较难确定,因为其血中的浓度并不一定反映其组织中的含量、生物活性及代谢平衡状况。目前,国内已有水溶性维生素、脂溶性维生素和微量元素等静脉用制剂。

（2）肠外营养的注意事项

1）肠外营养的途径可根据病人的情况选择:外周静脉营养和中心静脉营养。

2）肠外营养制剂现配现用,24 小时内输完;保存时应放置于 4℃冰箱内,输注前 1 小时从冰箱内取出,在常温下复温后方可输入。

3）尽量使用输液泵控制输入速度,专用输液管路输入,输入速度不宜过快,应保持匀速、稳定。

4）外周静脉输入时注意输液部位有无红肿、胀痛,防止静脉炎的发生。中心静脉输入时,注意输注前、输完后以及输注过程中每 4~6 小时及时用生理盐水冲洗输液管道,防止堵管。

三、术后营养管理的评价

1. 病人的营养状况是否得到改善。

2. 病人对手术创伤耐受力是否提高。

3. 营养支持过程中有无并发症的发生。

4. 病人是否了解自身的营养状况。

四、术后营养管理的注意事项

1. 正确的营养评定是制定合理肠外营养支持的前提,要求对病人的营养状态做出正确评定,为病人制定全面的、科学的营养支持方案,既能满足病人的要求,又可避免营养过剩。

2. 外科术后病人,根据疾病情况,及早选择肠内营养,及时调整 EN、PN 比例,对于特殊病人提供特殊营养物质,以提高病人免疫功能,增强病人的耐受能力,使营养支持治疗更加合理,治疗效果更好。

3. 避免长期应用 PN,以免导致肠道细菌、内毒素移位,引起肠源性感染。具有完整或部分胃肠道功能的病人,只要肠道解剖与功能允许,尽早使用 EN 支持。对于不能经口摄取自然膳食而胃肠道功能又允许的病人,应首选肠内营养。

第七节　术后并发症预防

一、术后并发症目的及意义

手术并发症是病人手术后发生的疾病或情况,积极预防术后并发症的发生,是保证医疗安全和减少医疗纠纷的重要举措。所以,对常见术后并发症的预防显得尤为重要。

二、术后并发症预防的实施

大多数疾病手术后都可顺利康复,但仍有少数病人可发生各种不同的并发症。从总体上可将术后并发症分为两大类:一类为一般性并发症,即各专科手术后共同的并发症,如切口感染、出血和肺部感染等;另一类为特定手术特有的并发症,如胃切除后的倾倒综合征、肺叶切除术后的支气管胸膜瘘等。

(一)手术后出血

1. 病因　手术中止血不彻底、不完善,如结扎血管的缝线松脱;小血管断端的痉挛及血凝块的覆盖,使创面出血暂时停止而使部分出血点被遗漏,这些是原发性出血的主要原因。由于后期手术野的感染和消化液外渗等因素,使部分血管壁发生坏死、破裂,可导致术后的继发性出血。

2. 临床表现

(1)原发性出血:多开始于手术后的最初几小时。表浅手术后的原发性出血,表现为局部渗血多,并逐渐形成血肿,一般不引起严重后果,如疝修补术后的阴囊血肿。但发生于甲状腺术后的颈部血肿,可压迫气管引起呼吸困难,甚至突然发生窒息。体腔内的原发性出血,引流管可流出大量鲜血,或术后短期内出现休克,虽然经输血补液处理,休克不见好转,甚至加重时提示内出血量较大。

（2）继发性出血:术后1~2周内,伤口深部突然出现血块或有鲜血涌出,或大量呕血、黑便、尿血和咯血,这些都是继发性出血的主要表现。严重的出血可发展为出血性休克,后果较为严重。

3. 防治措施　首先,手术止血要彻底,术毕盐水冲洗创面,清除凝血块之后,再仔细结扎每个出血点,较大的血管出血应该缝扎或双重结扎止血。术后积极预防感染,减少继发性出血的发生。一旦发生术后出血,应尽早手术探查并止血。再次止血后仍应严密观察,防止再度出血。

（二）肺不张与肺部感染

1. 病因　手术后肺部并发症中以肺不张最常见,其原因是多方面的。术中及术后应用各种止痛药和镇静剂,抑制了呼吸道的排痰功能;切口疼痛不敢深呼吸,术后胃肠胀气和长期卧床,使肺的扩张受到影响;过于黏稠的分泌物无力咳出时,阻塞小支气管,所属肺泡内的空气被完全吸收后,肺组织萎陷。轻者仅限于肺底部,严重者有大块肺组织萎陷,使纵隔拉向患侧,引起呼吸功能障碍。肺不张常常伴有肺部感染,使病情加重。

2. 临床表现　少数病人除在胸片上显示有肺不张外,可无任何自觉症状。多数病人表现为术后2~3天开始出现烦躁不安,呼吸急促,心率增快。严重者伴有紫绀、缺氧,甚至血压下降。病人常有咳嗽,但痰液黏稠不易咳出。合并感染时,出现体温升高,白细胞总数增加等。患侧肺叩诊实音,呼吸音消失,有时呈管状呼吸音。胸部透视或拍片,即可确诊。

3. 防治措施　鼓励病人深呼吸咳嗽、体位排痰或给予药物化痰,以利支气管内分泌物排出。定时给病人做雾化吸入以稀释黏痰,容易咳出。必要时经导管行气管内吸痰,或在支气管镜直视下吸出黏痰。危重或昏迷病人,因无法咳嗽,可考虑行气管切开术。合并肺部感染时,适当应用抗生素。

（三）下肢深静脉血栓形成

1. 病因　术后长期卧床,下肢静脉回流缓慢;手术创伤和组织破坏后,大量凝血物质进入血流;手术可引起静脉壁的损伤;严重脱水病人,血液浓缩,血流缓慢均易导致血栓形成。血栓好发于下肢的深静脉内,尤其多见于左侧腓肠肌静脉丛内,栓子可向上蔓延到股静脉和髂静脉。已经形成的血栓如果脱落,可引起肺梗死或致死性的肺动脉栓塞。

2. 临床表现　一般无全身不适,初期局部体征明显,随后病人自觉小腿肌肉疼痛,下肢肿胀。如果髂、股静脉内形成血栓,则整个下肢严重水肿,皮肤发白或发绀,局部有压痛,浅静脉常有代偿性扩张。血管 B 超或造影可以帮助确定病变的部位。

3. 防治措施　手术后加强早期活动,尤其是下肢的主动或被动活动,以促进下肢静脉的回流。低分子右旋糖酐静脉滴注,对容易发生静脉栓塞的病人有一定预防作用,可在术前和术中应用,也可在麻醉开始后用 500ml 静脉滴注,术后再用 500ml,然后隔日用 1 次,共 3 次。如证实为深静脉血栓形成,应卧床休息,抬高患肢,并早期应用链激酶和尿激酶,促进血栓溶解,禁忌按摩患肢。

(四)急性胃扩张

1. 病因　水、电解质紊乱、麻醉时加压呼吸致大量氧气灌入胃内、腹部术后持续性幽门痉挛、严重感染和休克等,均能诱发急性胃扩张。发病后胃壁张力降低,静脉回流障碍,导致大量体液与电解质进入胃内,使胃容量急剧增加,胃腔扩大。

2. 临床表现　病人觉上腹饱胀和重物感,呈进行性加重。频繁、无力呕吐,每次呕吐物的量很少,呕吐后自觉症状无缓解,呕吐物为棕绿色或褐色,潜血阳性。严重者呼吸急促,烦躁不安,面色苍白,迅速出现脱水和电解质失调的表现,甚至发生休克。查体见上腹部或全腹部膨隆,伴压痛,振水音阳性。胃肠减压时,可吸出大量胃液,随后腹胀有所减轻。

3. 防治措施　腹部手术后保持胃肠减压管通畅,是预防急性胃扩张的主要措施。一旦发生急性胃扩张,立即更换口径较大的胃管,彻底减压,并持续3~4 天,以保证胃壁张力完全恢复。同时应注意纠正水、电解质紊乱,必要时输入适量的全血或血浆。

(五)泌尿系统感染

1. 病因　手术后泌尿系统的任何部位均可并发感染,但以膀胱感染最为常见。各种原因所致的尿潴留,多次导尿和长期留置导尿管等,均容易引起膀胱炎。膀胱感染可沿输尿管逆行向上,蔓延到肾盂。导尿本身的刺激,也可引起尿道和尿道球腺的感染。

2. 临床表现　单纯的尿道感染,主要表现为尿道和尿道口的疼痛,排尿时尤为明显,尿道有脓性分泌物。膀胱炎发生后,则出现尿频、尿急和尿痛等膀胱刺激征的表现,有时伴有排尿困难。如出现畏寒、发热和肾区疼痛,则表示肾盂已有感染。

3. 防治措施　正确预防和治疗尿潴留是减少泌尿系感染的关键。已发生感染时,碱化尿液,保持充分的尿量和排尿通畅。局部理疗、热敷和口服解痉药物,可解除膀胱颈痉挛,减轻疼痛,同时全身应用敏感抗生素。

（六）切口感染

1. 病因　切口感染大多发生在术后 7~10 天,个别发生较晚,在 3~4 周后。

2. 临床表现　手术后 3~4 天,已经正常的体温重新上升时,首先考虑切口的感染。如同时出现切口胀痛和跳痛,应立即进行检查。切口局部肿胀、发红、有明显压痛,甚至有脓性分泌物由缝合针眼溢出,均说明已发生感染。少数病人可伴有全身症状,有时因感染的位置较深,早期不易发现。

3. 防治措施　切口感染的预防应遵循的原则是:①严格无菌技术操作,遵守无菌原则;②增强病人的抵抗力;③严重的污染切口延期缝合;④有针对性地预防性应用抗菌药物等。

感染早期,及时进行物理治疗,能促进炎症吸收。切口已化脓时,及时拆除缝合线,扩开切口充分引流,并剪去已经坏死的皮下组织、肌膜和腱膜。取脓液进行需氧菌和厌氧菌两种培养及药敏试验,为选用有效抗菌药物提供依据。

（七）切口裂开

1. 病因　切口裂开主要发生在腹部的手术切口。裂开多发生在术后 1~2 周左右,与下列因素有关:①年老体弱,营养不良,慢性贫血等,术后切口愈合不佳;②切口局部张力过大,如切口的血肿和化脓感染;③缝线过细,缝扎不紧,缝合时腹膜被撕破;④突然咳嗽、用力排便和呕吐,术后胃肠胀气管。

2. 临床表现　病人在一次突然腹部用力后,随之切口疼痛并有血性渗出,有时甚至能听到切口崩裂的响声。严重时,有内脏由裂开的切口脱出,常见大网膜和小肠袢,可发生休克。检查时可见腹部切口有不同程度的裂开,裂开可分为两大类:①完全性裂开——指腹部各层组织均已裂开,伴内脏脱出;②部分性裂开——皮肤缝合完好,皮下各层裂开,故无内脏外露。

3. 防治措施　纠正病人的营养状况,老年病人切口采用减张缝合法,术后腹部应用腹带适当包扎,可减少切口裂开。如切口已裂开,无论是完全性或部分性,只要没有感染,均应立即手术,在腹肌完全松弛的情况下,重新逐层缝合腹壁,并加缝减张缝合线。

（八）腹部并发症

1. 术后肠麻痹　开腹术后的病人,均有肠蠕动减弱、轻度鼓肠、肠积气,但多逐渐恢复。大约术后 2~3 日排气,如超过三日肛门仍未排气,腹部高度膨胀,可按术后肠梗阻行必要处理。除手术操作外,腹膜炎、留置引流管、肠管粘连等局部变化及全身衰竭等,均为术后肠麻痹的原因。为减少术后肠麻痹,可留置胃管,持续负压吸引减少胀气;积极变换体位,给予直肠栓剂,灌肠等,促使肠蠕动；腹部热敷或使用肠蠕动兴奋剂；输液以纠正水、电解质的失衡。

2. **胃出血（应激性溃疡）**　可发生于重大手术后的病人，如心血管手术、脑外科手术、大面积烧伤、多发性外伤等。有胃、十二指肠溃疡既往病史者以及重症者，都应在手术后采取预防性措施，如经胃管定时注入制酸剂；有胃出血者，用冷水或冰水洗胃；大量出血者，可考虑准备输血，做好再次手术止血的准备。目前还有试用内窥镜激光止血的方法。

（九）术后精神障碍及护理

除高龄有潜在性脑功能障碍者外，术中、术后低氧血症或细胞内电解质紊乱均可导致病人术后出现精神症状。血压波动、氧疗法、镇静剂、麻醉剂的使用也可与精神症状有关。本症也可能是术后严重并发症，如腹膜炎、败血症、休克、急性肾衰等的早期症状。病人可有发热、脉速、颜面潮红以及发呆等症状。术后禁酒者可出现失眠、大量出汗、四肢显著震颤等，发生禁酒性妄想。术后精神障碍的处理：

1. 有术后精神障碍者，要紧急按病因治疗。

2. 对术后禁酒者，可经静脉补给营养。

3. 为防止病人自行将导管或引流管拔除，必须密切注意观察。

三、术后并发症预防的评价

1. 病人生命体征是否平稳，微循环是否改善。

2. 病人穿刺部位皮肤有无感染发生，若发生，能否得到及时发现和处理；病人下肢静脉血栓是否得到有效预防、及时发现和有效处理；有无因血栓脱落引起肺动脉栓塞。

3. 病人术后有无肺部感染、肺不张等并发症发生，若发生是否得到有效控制和及时治疗。

4. 病人术后尿量是否正常，若发生，能否得到及时纠正。

5. 病人术后肠道功能是否恢复正常，有无消化道不良反应发生；若发生，能否及时发现和治疗。

6. 病人术后切口是否愈合良好。

7. 病人术后情绪是否稳定，能否积极配合术后治疗和护理。

四、术后并发症预防的注意事项

预防术后病人并发症，需加强观察，如生命体征、伤口情况、引流液的量、性质、颜色，精神状态等；注意做好病人的疼痛评估及各种危险因素的评估；多巡视病人，倾听病人主诉。

第八节 术后功能锻炼

一、术后功能锻炼目的及意义

专业的功能锻炼,是术后病人恢复正常机体功能,防止合并症发生,改善生活质量的基础和前提。功能锻炼需在医护人员的指导下,经过系统的、规范的操作来进行。许多术后病人要进行功能锻炼,如乳腺术后及骨科手术后病人的运动功能锻炼,是为了维持肌肉、关节活动,防止肌肉萎缩、关节僵硬,促进血液循环,预防畸形,最大范围地恢复肢体功能,最大限度地降低致残率。

二、术后功能锻炼的实施

原则上,手术后病人病情稳定后鼓励进行早期活动和功能锻炼,治疗方面有禁忌的除外。术后功能锻炼包括呼吸功能的锻炼、胃肠道功能的锻炼、膀胱排尿功能的锻炼、运动功能的锻炼以及性功能的锻炼等诸多方面。

(一)呼吸功能锻炼

大部分手术后病人因麻醉方式、长期卧床缺乏活动等原因易导致呼吸道感染、肺不张等肺部并发症,因此进行呼吸肌功能锻炼、肺功能康复指导可预防术后肺部并发症,促进肺功能康复,缩短住院时间及医疗费用,提高手术成功率。

1. 肺功能的监测 能有效预测术后肺部并发症的发生。监测指标主要包括肺活量、动脉血气分析、血氧饱和度等,综合判定肺功能是否耐受手术。对中、重度通气功能障碍的病人,术前准备要充分。通过术前抗感染、间断低流量吸氧、呼吸功能训练指导等能有效地改善肺功能,提高各项监测指标,为手术创造条件,减少肺部并发症的发生。

2. 术后呼吸功能锻炼的指导

(1)湿化呼吸道:手术病人因长时间吸入未经加温的湿化氧气,可使呼吸道黏膜干燥,痰液黏稠,不易咳出,加重呼吸道阻塞。因此,给氧时采用湿化剂加温法,定时给湿化剂加温水,使水温保持在 50~60℃,吸入气体温度在 32℃左右。通过吸入温化与湿化的氧气,使呼吸道黏膜温化湿润,痰液稀释,便于咳出,同时增加氧分子的弥散能力及氧分压,提高氧疗效果。对痰液较多的病人一般采用超声雾化吸入,每 8 小时 1 次,用生理盐水、氨溴索或沐舒坦雾化吸入。吸入时,指导病人张大口做慢而深的吸气,吸气后尽量屏气 3 秒,再做较深的呼气动作,使药液随深而慢的呼吸沉降于终末支气管及肺泡,达到湿化痰液的效果。

（2）胸背叩击：在湿化气道的同时,辅助叩击胸背可有利于痰液排出。病人取半坐卧位,护士手扶病人,另一手掌指关节微屈成握杯状,利用腕力轻柔而迅速地从下至上、由两侧到中心拍打腋下、前胸背部,边拍边鼓励病人咳嗽排痰。叩击可在病人呼气时进行,使松动的分泌物利用气流的冲击将痰排出,每次呼气叩击 3~5 次,持续时间 5~15 分钟,叩背时要观察病人反应,如发现呼吸异常,立即停止操作,并告知医生。

（3）体位引流：根据病人病情,采取适当体位。如心胸外科手术中上肺叶切除术后,可采用头高足低位,床头抬高 30° 或高半坐卧位;下肺叶切除术后可降低床头 30°;中叶切除,则可采取侧卧位,床尾抬高 30°。

（4）使用用力呼气技术：开胸手术后指导病人实施用力呼气技术。雾化吸入后,痰液黏性下降,让病人开放声门,用力呼气,然后放松,用膈肌呼吸,再次重复,直到黏液清除。实施用力呼气技术,结合翻身、叩背,使附着于小支气管壁的痰液松动,易于咳出。

（5）深呼吸、有效咳嗽：对于意识清醒、尚能配合咳嗽的病人,协助病人取舒适的体位,指导病人先行 5 次或 6 次深呼吸,使肺泡最大限度膨胀,于吸气末保持张口状,连续咳嗽数次,使痰到达咽部四周,再用力将痰咳出。

（6）诱导咳嗽：如病人咳嗽而无排痰,需行诱导咳嗽,方法：于全麻清醒、血压稳定后,协助病人坐起,自下而上,由外向内叩背 30 秒。1 名护士站在病人左侧,双手前后搐住胸部切口,以减轻咳嗽时引起的切口疼痛。另一护士站在病人右侧,左手扶住病人肩背部,右手食指和中指在胸骨上窝处轻轻按压至触及气管,引发咳嗽反射,当病人用力咳嗽时,迅速放开按压手指。

（7）注意事项：为保证病人体内每日的正常需水量,常规予静脉补液,以利于痰液稀释便于咳出。如病情许可,可鼓励病人少量多次饮水。保持室内清洁安静,空气新鲜,温湿度适宜,一般室内温度应为 18~20℃,相对湿度在 50%~60%。注意观察病情,监测心肺功能。

（二）胃肠道功能的锻炼

病人常常在手术后出现胃肠道功能受到抑制,常因手术创伤、麻醉、牵拉刺激、术中腹腔开放热量散发、术后疼痛、麻醉镇痛等导致胃肠蠕动抑制,出现腹胀、腹部包块、肠鸣音减弱等。

1. 加强监测　应注意观察病人出现胃肠道反应的症状,找到原因,并协助医生及时解决。

2. 早期的功能锻炼　一般认为在病情允许的情况下,术后 6 小时即可开始锻炼,第一阶段（术后 6~24 小时）取半卧位,缓慢呼气（默数 7 个数）为一次呼吸锻炼；第二阶段做上肢运动，手指—肘关节—肩关节分别做屈伸动作，每天 2 次，每次 10 遍；第三阶段做下肢活动，顺序分别为趾端—足趾—踝关节—膝关节—髋关节分别做屈、伸、内翻、外翻动作，每天 2 次，每次 10 遍。

3. 腹部按摩法　病人可一手按切口，另一手按摩切口对侧腹部，顺时、逆时针各 1 分钟，每天 2~3 次。腹部按摩可加速血液循环，加快胃肠血运，有利于胃肠道功能的恢复。

4. 温水足浴法　温水足浴可使足部各穴位接受温湿热的刺激促进局部血液循环，促进胃肠蠕动。术后 6 小时病人生命体征平稳后可根据情况采取温水足浴法。取仰卧位，屈膝使双足放于 43℃ 的温水中，水需浸没踝关节，量约 5000ml，足浴时间为 20 分钟。若术后 30 小时肛门无排气，间隔 12 小时可再次给予足浴。

5. 床上抬臀运动　在病情允许、各管道妥善固定和病人不感疲劳的情况下，可采取仰卧，双膝屈曲，双脚着地，双手按压床沿，臀部从床上抬起 10cm 以上，坚持几秒钟再慢慢放下臀部。床上抬臀可改善全身及胃肠血液循环，体位变化刺激胃肠道蠕动。

（三）膀胱排尿功能的锻炼

术后病人由于麻醉等原因导致尿潴留，因卧床排尿习惯改变或膀胱附近的手术刺激也可导致排尿困难。有些腹部、肛肠或妇科手术，手术范围大，支配膀胱、输尿管的血管神经大部分剥离，造成膀胱功能障碍引起尿潴留。

1. 习惯训练　尽量为病人提供隐蔽的排尿环境，基于排尿规律安排病人如厕的时间和环境。这种训练方法不仅能提醒病人定时排尿，还可保持病人会阴部清洁、干燥。应鼓励病人避免在安排时间以外排尿。

2. 延时排尿　对于因膀胱逼尿肌过度活跃而产生尿急症状和反射性尿失禁的病人，可采用此法。部分病人在逼尿肌不稳定收缩启动前可感觉尿急，并能收缩括约肌阻断尿流出现，最终中断逼尿肌的收缩。治疗目标为形成 3~4 小时的排尿间期，无尿失禁发生。

3. 排尿意识训练　适用于留置导尿的病人，每次放尿前 5 分钟，病人卧于床上，指导其全身放松，想象自己在一个安静、宽敞的卫生间，听着潺潺的流水声，准备排尿，并试图自己排尿，然后由陪同人员缓缓放尿。强调病人利用全部感觉，开始时可由护士指导，当病人掌握正确方法后，可由病人自己训练，护士每天督促、询问训练情况。

4. 反射性排尿训练　在导尿前半小时，通过寻找刺激点，如轻轻叩击耻骨上区或大腿上三分之一内侧，牵拉阴毛或挤压阴蒂（茎）或用手刺激肛门诱发膀胱反射性收缩，产生排尿。

（四）运动功能的锻炼

术后由于带有各种引流管,加之伤口疼痛以及害怕伤口裂开等原因使多数病人手术后不敢活动,甚至在床上翻身都有顾虑。因此,术后病人运动功能的恢复也显得尤为重要。

1. 术后运动功能恢复的原则　术后运动功能恢复锻炼,并不代表持续的活动,凡事都要有度,应循序渐进。

2. 早期可先进行床上活动　病人麻醉清醒后,即可在床上进行深呼吸和四肢屈伸运动。病情允许的情况下至少每 2 小时翻身一次。经常翻身,做深呼吸运动,可增加肺通气,有利于肺及气管内分泌物的排出,减少术后肺炎、肺不张等的发生。次日,可在床上坐起或坐在床旁,如无不适可在床边站立,每次练习时间依病情及病人耐受程度而定。当病人初次下床活动时依病人病情给予陪伴,当病人感到头晕、心慌、大汗等不适应立即平卧,以免发生意外。

3. 提倡早期离床活动　术后在病情允许的情况下及早下床活动,沿床边或在室内活动,活动量、活动范围及活动时间也应循序渐进。早期下床活动可促进各方面生理功能的恢复,减少并发症,如腹部手术后早期活动,可促进肠蠕动,减轻腹胀,防止肠粘连;带有胃管的病人还可以促进肛门排气,尽早拔除胃管;可促进全身血液循环,加快伤口愈合;可防止下肢静脉血栓的形成等。

4. 注意事项　早期下床活动时要穿防滑鞋,防止滑倒。固定好引流管,可用别针别在裤子上,以免管道滑脱或引流液逆流。如肝脏手术后、休克、严重感染、大出血、极度衰弱的病人不宜过早下床活动。

三、术后功能锻炼的评价

1. 术后功能锻炼是否能帮助病人恢复机体基本功能状态。
2. 病人及家属是否对功能锻炼知识了解。
3. 是否能维持肌肉、关节活动,防止肌肉萎缩、关节僵硬。
4. 能否促进血液循环,预防畸形,降低致残率。

四、术后功能锻炼的注意事项

功能锻炼应根据病人的具体情况按照个体化、安全和循序渐进的原则进行。

第九节　术后心理护理

一、术后心理护理目的及意义

手术对病人是一种较大的压力源。病人可因手术的成功而康复,也可在手术中发生意外,甚至死亡。术后病人由于受疾病、手术、麻醉等因素的刺激,普遍存在紧张、焦虑、恐惧、不安、抑郁、消极、悲观等不良的心理状态。这些反应在一定程度上削弱了病人的抗病能力和对手术的耐受力,直接影响到手术的预后。

二、术后心理护理的实施

(一)术后病人出现的心理症状

多数病人术后因病灶已切除,表现情绪稳定,能以坚强的意志忍受疼痛,主动配合治疗和护理。但有少数病人,由于情绪应激,仍有不良心理反应。

1. 焦虑心理　病人经过手术,尤其是承受大手术后,一旦从麻醉中醒来,意识到手术已经做完,这时他们迫切地想知道自己疾病的真实情况和手术效果。但由于手术后躯体组织受到不同程度的损伤,术后切口疼痛,加之躯体自主活动受到影响,多产生焦虑不安的心情。

2. 恐惧心理　疼痛是术后最主要、最痛苦的不适感觉。病人对疼痛的耐受力存在明显个体差异,表现程度不尽相同。平素惧怕疼痛者,在术后表现尤甚,可能会呻吟不止或痛苦哀叫。疼痛使病人产生的恐惧心理,会导致病人因害怕而不敢活动,不敢咳嗽、排痰及深呼吸,容易导致术后并发症的发生。

3. 疑虑心理　病人的心身经受手术打击之后较为脆弱,各种不适和虚弱状态使其产生种种疑虑,如手术是否真正成功,疾病是否已经根除,机体功能是否能够恢复等,并期望得到医护人员的确切答复。

4. 依赖心理　手术使病人遭受痛苦、产生应激,更加强化了"病人角色",依赖心理增强,表现为情感脆弱、幼稚、顺从、撒娇、依赖。此时,病人完全依赖于医护人员和家属的照顾,生活起居如洗手、洗脸、吃饭、翻身、大小便等全依赖他人的帮助。

5. 抑郁心理　术后病人平静下来表现出来的抑郁反应,主要表现为不愿说话、不愿活动、易激惹、食欲不振、睡眠不佳等。病人的这种心理状态导致不能及时下床活动,长期卧床影响心、肺及消化系统等功能,容易产生营养不良,下肢静脉血栓和继发感染等。

6. 缺陷心理 部分破坏性的手术,如截肢、毁容、脏器移植等造成的各种重要功能缺失或障碍,尽管为病人解除了痛苦、保全了生命,但却导致了病人身体的缺陷,给病人造成难以平复的缺陷心理。病人多表现出自卑感,不愿和他人接触,孤独,回避,内心有强烈的压抑感。

(二)术后心理护理措施

1. 消除疑虑 当病人从麻醉中醒来,或从手术室回到病室,医护人员主动向成功地切除了病灶者说明手术情况,术中不顺利或病灶未能切除者,不宜立即把真情告诉病人,应伺机再告知病人具体情况。胸腹部手术术后需咳嗽排痰,但病人却顾虑重重,甚至强忍咳嗽,担心疼痛或致切口裂开。这时,应向病人反复强调术前训练时所说的咳嗽方法,鼓励其大胆咳嗽排痰,并告知其适当的活动,切口不但不会裂开,而且可以促进血液循环,加速切口愈合。当医护人员传达的有利信息被病人接受后,将有助于消除病人疑虑,树立信心,积极配合治疗。

2. 缓解疼痛 术后疼痛是普遍的,疼痛的程度不仅与手术部位、切口方式、镇静剂和镇痛剂的应用有关,而且还与个体的疼痛阈值、耐受能力和对疼痛的经验有关。病人如果注意力过于集中于疼痛,情绪过度紧张,会使疼痛加剧,意志薄弱、烦躁和疲倦等也会加剧疼痛,许多环境因素如噪声、强光、暖色也会加剧疼痛。因此,医护人员应观察和理解每个病人的心情,从每个具体环节减轻病人的疼痛。比如术后 6 小时内给予药物止痛,可以大大减轻术后全过程的疼痛。鼓励病人,帮助其树立坚强的意志,提高对疼痛的耐受力。给病人以暗示或转移其对疼痛的注意力,听病人喜欢的音乐也可以减轻疼痛。

3. 克服抑郁心情 乐观的情绪有助于术后康复。努力帮助病人解除抑郁情绪,准确地分析病人的人格特点,根据其性格、气质和心理特征去激发其兴趣。密切注意病人言语的涵义,关心和体贴病人,生活上给予细致的照顾,使他们感受到支持和关注,进而能乐观地面对病情,增长信心促进康复。

4. 加强活动和功能训练 术后的消极依赖是普遍的。向病人说明依赖心太强不利于术后康复的理由,不要嘲笑、训斥和冷落病人。鼓励病人增强信心和毅力,加强术后活动和功能锻炼,以预防并发症和促进脏器功能的恢复。

5. 克服缺陷心理 对因手术造成生理缺陷的病人,要特别尊重他们的人格,鼓励他们树立正确的人生观,学习英雄人物身残志坚的高尚情操,树立战胜病魔的信心,加强功能锻炼,促进代偿能力,以适应生活、工作、学习的需要。

三、术后心理护理的评价

1. 病人疼痛是否减轻。

2. 病人焦虑抑郁情绪是否缓解。

3. 病人是否平稳度过围手术期,实现疾病康复。

四、术后心理护理的注意事项

手术后病人常见的心理问题有:焦虑、抑郁、悲观、绝望等反应。护士应掌握观察病人心理状况的基本知识,运用心理护理的技巧促进病人舒适,针对病人的不适给予安慰、解释和帮助,并使病人在人格尊严上得到满足。通过对病人的关心、安慰等,给予病人情感上的支持,树立战胜疾病的勇气和信心,安全度过手术恢复期。

第七章　快速康复外科护理

第一节　概　　述

一、快速康复外科的概念

快速康复外科（fast track surgery, FTS）是指在术前、术中及术后采用科学的方法将外科、麻醉、护理有机结合，以减少手术应激状态、缩短住院时间、降低并发症发生的一种先进、科学的治疗方法，是近年逐渐出现的一种新的外科模式。该理念是由丹麦哥本哈根的 Kehlet 于 1997 年提出，并在许多种的手术病人中积极探索其临床可行性及优越性，取得了很大的成功。快速康复外科理念是一种全新的理念，其实质是利用现有手段将围手术期各种常规治疗措施进行优化、组合，使病人达到快速康复的目的。一般包括术前病人教育，更好的麻醉、止痛及外科技术和术后康复治疗，包括早期下床活动及早期肠内营养。因此，它是一个多学科协作的过程，不仅包括外科医生、麻醉医师、康复治疗师、护士，也包括病人及家属的积极参与。快速康复外科护理是在实施快速康复外科治疗的前提下进行的相应的护理，从心理护理、缩短术前禁食禁饮时间、术前肠道准备、术中保暖、术后镇痛、术后早进食、术后早活动等方面进行一系列的护理方法改进，促进手术病人早日康复。

二、影响术后病人康复的因素

（一）应激反应

手术创伤引起的应激反应是机体的生理病理变化过程，包括神经、内分泌、代谢及免疫功能的变化，对疾病的治疗、预后和转归有重要的影响。创伤部位的传入刺激是引起应激反应的主要机制之一。神经冲动到达中枢后，引起下丘脑 – 垂体 – 肾上腺皮质轴兴奋，自主神经系统活性增强，导致各种应激激素释放，其基本特征是分解激素水平升高，合成激素减少，造成高血糖及蛋白质消耗。创伤引起应激反应的另一机制是各种炎症介质（如组胺、前列腺素、缓激肽、P 物质等）的大量释放，并激活多种体液级联系统，包括补体系统和细胞因子等。手术应激状态下的高热反应、凝血和纤溶功能的异常、毛细血管渗出及免疫抑制状态等变化均与各种体液因子的产生有关。应激反应本是机体对外界刺激的一种非特异性防御反应,属于生理现象,因此短时间应激反应对机体影响不大,如果刺激强烈且持续时间长,对机体则会造成一定程度的损害,从而转化为病理过程。

(二)疼痛

术后疼痛是最常见的一种症状。疼痛所产生的一系列病理生理变化对病人的康复产生不利的影响。疼痛可引起应激反应,促使体内释放出多种激素,如儿茶酚胺、皮质激素、醛固酮等,造成血糖升高和负氮平衡。疼痛可兴奋交感神经,血中儿茶酚胺和血管紧张素升高,使病人血压升高,心动过速和心律失常。胸、腹部手术后的急性疼痛对呼吸系统影响较大,病人因疼痛不敢用力呼吸和咳嗽,易导致肺炎和肺不张。疼痛还可引起恶心、呕吐及排尿困难等,因此延缓了术后病人的恢复。

(三)肠麻痹

术后肠麻痹是多种手术,尤其是腹部手术后常见的并发症。它能够加重术后病人的不舒适感,影响经口进食的恢复,延缓病人的康复。目前认为,引起术后肠麻痹的常见原因是:①来自手术部位的刺激引起的机体抑制性交感神经的兴奋,导致肠蠕动受抑制;②手术本身导致的肠管炎症反应;③手术应激引起的炎症介质的释放;④术后阿片类药物的应用;⑤术后长时间禁食及手术创伤可导致肠管黏膜通透性的增加,使肠道细菌毒素易位进入肠壁,促进肠麻痹的发生。

因此,运用快速康复外科理念贯穿围手术期护理并有效地实施有着至关重要的意义。

第二节　术前护理

一、术前教育

手术前,病人通常会对疾病的诊断和手术产生焦虑和恐惧,对疾病恢复的信心不足,从而增加手术刺激产生的应激反应,不利于病人的术后恢复。病房护士在术前对病人和家属进行充分的术前教育,包括快速康复外科理念及围手术期护理的相关知识、疾病的诊断、预后以及术后可能出现的问题及解决方法、恢复可能需要的时间等。手术室护士也可于术前一天至病房与病人进行术前全面沟通,并对沟通内容做好记录,重点向病人介绍手术室内环境、设备、器械等,指导病人熟悉手术体位、详细说明手术的全过程及病人注意事项,共同使病人做好充分的手术准备。这样可以减轻焦虑和恐惧的心情,有效改善病人的心理状态,减少应激,缓解术后疼痛,使病人更好地配合治疗,加速术后恢复。

二、术前肠道准备

对于腹腔内手术,特别是胃肠道手术,传统的观点是术前常规进行肠道准备,以减少手术后腹腔内感染和吻合口漏等并发症的发生率;常用的方法包括术前口服肠道抗生素和清洁洗肠等。然而近年的一些研究表明,术前肠道准备对病人是没有益处的,不但不能降低术后腹腔内感染和吻合口漏等并发症的发生率,反而可以引起其他的一些不良反应,诸如使病人术前处于脱水状态、增加麻醉中低血压的危险、引起肠管水肿、增加术后肠麻痹的发生概率等,从而延缓病人的康复。他们的研究建议:术前不服用抗菌药物,能有效地保护胃肠道的菌群,还不会增加病人的应激反应和造成水电解质失衡,保护病人机体的平衡,对降低术后感染具有一定的作用。

三、术前禁食

手术前 12 小时禁饮禁食是普通外科手术的常规术前准备,目的是确保麻醉时胃处于排空状态,防止误吸的发生。对于胃肠道手术,为了配合肠道准备的需要,术前禁食时间可能更长。但是术前长时间禁食可加重术后的胰岛素抵抗,使血糖升高,而胰岛素抵抗被认为是延长术后住院时间的独立预测因子。因此,国外的一些外科医生开始允许病人在术前进食一定量的流质,既可以减轻术后的胰岛素抵抗,又可以缓解术前禁食引起的病人的焦虑和饥渴感,同时没有增加麻醉时误吸的风险。美国麻醉医师协会(The American Society of Anesthesiologists,ASA)于 2017 年重新修订了术前禁食指南,要求缩短禁食禁饮的时间,特别是缩短限制透明液体的摄入时间,避免低血糖、脱水等,让病人在舒适而又不增加误吸的环境下接受手术。指南建议,在麻醉或镇静下接受择期手术的所有年龄段的健康病人(排除孕妇及急诊手术病人),术前 2 小时可饮用不含酒精类清饮料,如清水、糖水、无渣果汁、碳酸类饮料、清茶等。婴幼儿最后一次进食母乳是手术麻醉前 4 小时,配方奶粉、牛奶等液体乳制品是 6 小时。淀粉类固体食物最少禁食 6 小时,油炸、脂肪、肉类食物最短禁食 8 小时。

四、术前营养与功能锻炼

为减少手术应激反应,术前加强病人的营养非常重要,护士应指导病人进食清淡、易消化吸收又富含营养的食物,以少量多餐的高蛋白、高维生素、低脂、低盐的饮食为原则。对体质较弱、高龄的病人,除增加营养外,还应注重术前的锻炼。通过锻炼不仅能增加心肺功能,减轻病人的紧张情绪,而且增强对手术的耐受,减轻手术的应激反应。

五、术前皮肤准备

研究证实,皮肤准备距离手术时间越短,越能减少切口感染率。近来对此进行了改进,要求在手术当天完成皮肤准备。

六、导管留置时间选择

传统手术一般于术前留置尿管和胃管,常引起病人不适,加重病人紧张、害怕等心理状态。快速康复理念认为,可于麻醉期再放置各类导管,这样可减少病人置管应激反应,减少恶心、呕吐、害怕、血压上升等不良症状,提高手术安全性。

第三节 术 中 护 理

一、术中保温护理

病人在手术过程中始终处于裸露状态,再加上麻醉对中枢和外周体温调节机制的干扰,如果没有充分的保温措施,可使病人在手术结束后体温比正常体温大约低 1~3℃。而术中低温可导致一系列不良的后果,诸如使术后伤口感染率升高 2~3 倍,增加术中失血量,增加术中、术后心血管并发症的发生率等,进而延缓病人的术后恢复。

快速康复外科护理理念提倡术中保温,具体措施是:调节手术室室温在24~26℃,湿度保持在 50%~60% 左右;手术结束冲洗体腔时采用 37℃左右的温生理盐水;手术结束前半小时适当升高室温,促进麻醉苏醒;使用保温毯给病人保温;使用输液加热器对液体进行加温,保持输入液体接近人体温度;手术结束撤去敷料时及时给病人盖上棉被等;这些保温措施具有减少术中出血、术后感染、心脏并发症,以及降低分解代谢的作用。

二、麻醉

全麻时应使用起效快、作用时间短的麻醉剂,如地氟烷、七氟醚,以及短效的阿片类药,从而保证病人在麻醉后能快速清醒,有利于术后早期活动。局麻技术如外周神经阻滞、脊神经阻滞或硬膜外止痛不仅可以止痛,而且还有其他的优点,包括有利于保护肺功能,减少心血管负担,减少术后肠麻痹,更有效止痛等。麻醉中的护理配合应做到根据麻醉方式备好相关麻醉用品包括麻醉药品、急救药品、麻醉机(全麻时)等。协助麻醉师检查麻醉机、氧气及吸氧用管,备好吸引器及吸痰用物,并保证吸引器处于良好备用状态,并酌情根据麻醉需要建立静脉通路并保持通畅。同时应随时通过病人的血压、脉搏、呼吸、面色、神志、肢端血运、皮肤温度等观察病人的病情变化,并配合麻醉医生做好对症处理。

三、微创手术

外科学本身并无"巨创"和"微创"之分,这完全取决于医生对特定疾病治疗的理解和当时科学技术的发展水平。随着高新技术的介入,微创的概念逐渐升温,特别是内镜技术和现代腹腔镜的出现,极大地促进了微创外科的发展。与传统开放手术相比,微创手术可以显著降低手术应激引起的炎症反应及免疫功能障碍,减轻病人的疼痛,有利于术后心、肺、肾、肠道等多器官功能的恢复,缩短术后住院时间。护士要敏捷、机警和熟练地配合手术,并做好手术间的巡回工作,保证供应及满足手术中的一切需要,保证手术顺利进行。

四、预防术中感染

手术室是引发感染的重点科室,如不做好预防,可能会导致各类感染而加重病人病情。所以应加强手术室的感染防控与管理。手术室必须严格遵照消毒隔离规范实施各项操作,应限制手术室内来往人员,减少交叉感染,手术室内注意布局合理,设备、器械、用药等取用方便快捷。还应定期进行手术室内微生物学监测,消除感染源。

五、放置引流管

手术后放置引流管的作用有两个:一是引流出残留在体腔内的液体,如腹水、血液、吻合口漏等;另一方面也为早期发现术后并发症提供便利的途径。基于以上作用,放置引流管的观点被外科医生广泛接受。

但是,近年来,国外的一些外科医生对引流管放置的必要性进行了深入的研究。他们认为,在肝脏切除、胆囊胆管手术、结肠及直肠手术中,放置引流管是没有必要的,反而会增加切口感染的概率,影响术后病人的活动,使病人住院时间延长;但是在食管手术、乳腺癌根治术及全胃切除术中,仍推荐放置引流管。

第四节　术后护理

一、鼻胃管、导尿管的护理

对于腹部手术,尤其是胃肠道手术来说,术前放置鼻胃管是一项常规的操作,术后等待胃肠功能恢复、排气后再拔除鼻胃管,可以减轻术后肠胀气。

快速康复理念认为,鼻胃管的作用是使胃在麻醉过程中处于排空状态,防止误吸的发生,一旦手术结束后,应立即拔除,即使不能立即拔除,也应在术后24小时内拔除。长期留置鼻胃管会引起一系列肺部并发症,使病人产生不舒适感,影响病人早期进食,从而延缓病人的康复。导尿管同样应在术后尽快拔除,长期留置导尿管会增加泌尿系统感染的机会,加重病人的不舒适感。对于普通的腹部手术,导尿管应在术后1天内拔除;对于低位直肠手术,导尿管应在术后3天内拔除。

二、合理的输液管理

手术日及术后控制太多的液体输入是快速康复外科护理中的重要方法。传统的方法中在手术当日一般输入3.5~5.0L的液体,在随后的3~4日输入约2L/d,这样可能会导致围手术期体重增加3~6kg。大量的证据表明,减少液体的输入,变相减少了Na^+的输入量,促进了胃肠功能的快速恢复,从而缩短了住院时间。因此,在维持病人正常生命体征的情况下,应限制病人术后的液体输入。通过术前不进行长时间禁食,允许术前进食碳水化合物饮品等措施,为术中控制静脉输液量也提供了基础。

三、控制恶心呕吐及肠麻痹

为了达到这一目的,快速康复外科理念认为使用5-羟色胺受体拮抗剂、达哌啶醇、地塞米松等是有效的方法,而使用胃复安常无效。研究表明,多途径控制比单一使用止吐药更有效。另外,在止痛方案中应去除或减少阿片类药物的使用,这有利于减少术后恶心、呕吐的发生。

四、充分止痛治疗

充分止痛是快速康复计划中一个重要环节,也是有利于早期下床活动及早期口服营养的必要前提,是减少手术应激反应很有意义的方法。常用的止痛方法有持续硬膜外止痛、病人自控止痛、多模式止痛及使用NSAID类药等多种方法。

五、早期进食

对于腹部手术、特别是胃肠道手术,传统的术后进食标准是胃肠道功能恢复、有肛门排气,如果在此之前进食,可能引起病人腹胀、恶心、呕吐等不适。但是,国外的最新研究证明术后早期进食不但不会产生腹胀、呕吐等不适,而且会促进肠道功能的恢复,减少腹部手术后的感染并发症,有利于术后病人的康复,缩短住院日。

快速康复外科理念认为可以让病人在术后 12 小时内进食一定量的流质，如果没有腹胀、恶心、呕吐等不适，可以在术后 24 小时后恢复正常饮食。另外也有研究表明，早期进行肠内营养，可以降低高分解代谢，通过有效地缓解术后恶心、呕吐及肠麻痹，可以帮助病人更好地进行早期肠内营养支持。

六、早期活动

术后病人不应该长期卧床休息，因为这将增加肌肉丢失、降低肌肉强度、损害肺功能及组织氧化能力、加重静脉淤滞及血栓形成。因此应鼓励病人术后早期活动，可以促进肠道功能的恢复，减少肺部及凝血系统并发症的发生，防止肌肉萎缩，有利于病人康复。国外的一些医院允许胃肠手术病人在术后当晚于床边进行适当的活动；术后第一天，病人可在病房走廊内走动；术后第二天，病人可进行基本正常的活动。而术后的充分止痛以及引流管、鼻胃管和导尿管的停用或早期拔除亦为术后早期活动创造了有利条件。术后护理需要很好的计划与组织，制定护理计划表，确定每天的康复治疗目标。

七、出院计划及标准

一般出院标准如下：口服止痛药控制疼痛良好；进食固体饮食，无需静脉补液；可自由活动；病人愿意并希望回家。快速康复计划的一个重要结果是缩短住院时间，降低住院费用，因此出院计划及标准应在术前及住院时就告知病人。仔细并详细地制定出院计划是减少再住院率、增加病人安全及满意度的一个重要措施。由于病人术后有不同程度的不适，在出院后许多治疗仍应继续进行并能得到支持服务，定期的随访计划是有必要的。

总而言之，快速康复外科在没有增加并发症发生率和死亡率的前提下，明显缩短了术后住院时间，降低了住院费用，最大限度地利用了有限的医院资源，必将成为外科发展的趋势。快速康复外科的实现不仅仅是外科医生的职责，它需要一个完整的团队，包括外科医生、麻醉科医生、护士及社会工作者等。只有大家共同努力，才能实现真正的快速康复。

第三篇

基 本 技 能

第八章 术 前 准 备

第一节 概 述

术前准备的基本技能包括护士在病人的手术前期,为其创造最佳自身手术条件,增加手术耐受性,减少手术并发症,顺利度过围手术期而对其实施的一系列专业护理操作技术。

一、术前准备的原则

1. 以病人为中心的原则 在住院期间,护士是病人的健康管理者,在给病人安排术前准备操作时应遵循省时、方便、舒适的原则,积极沟通,了解病人的担心和顾虑,满足其合理的要求。

2. 紧密围绕手术的原则 术前准备应根据各个专科的手术方式和特点而具有其特异性。

3. 严谨慎独的原则 在给病人进行术前准备的时候必须保持严谨的工作态度,严格三查七对,确保操作准确到位,防止出错。

4. 尊重病人的原则 在操作过程中应保护病人的隐私,维护病人的个人形象及尊严。

二、术前相关护理操作

1. 协助病人完成各项术前检查,如胸片、心电图和 B 超等。

2. 帮助病人了解手术、麻醉相关知识。

3. 向病人说明手术的重要性,围手术期可能出现的情况及配合方法。

4. 做好各项常规术前准备,如合血、个人卫生、手术区域的皮肤准备、呼吸道准备、胃肠道准备等。

5. 核查手术标记。

6. 做好清洁灌肠、留置胃管、留置导尿管。

7. 核实身份识别标志及登记核查手术交接单。

三、访视咨询

1. 责任护士访视　对病人进行访视,耐心听取意见和要求,向家属交代病情,阐明手术的重要性和必要性,这样的咨询对于病人获得安全感极为重要。

2. 手术室护士访视　对于手术复杂、心理负担重的病人,介绍专家是如何组织医疗团队反复研究讨论其病情并确定最佳手术方案的,并强调病人自身在手术中的有利条件等,使病人确信医护人员对其病情十分了解、对手术认真负责,让其产生十足信心。

3. 监护室护士访视　手术室巡视人员到病房交代术中的注意事项,向病人介绍手术室的环境及设备,指导术中体位如何配合。ICU 的护士到病房向病人介绍术毕在 ICU 的情况,指导术后的配合方法和气管插管期间的沟通方式。

四、术前心理指导

1. 情绪干预　责任护士可有针对性地解释和安慰,调动病人的主观能动性。帮助病人熟悉医院环境,协助强化家庭和社会支持。

2. 暗示疗法　暗示疗法是指责任护士积极调动病人,消除或减轻疾病症状的一种方法,多数病人术前情绪稳定性降低,暗示感受性增高,故可对病人进行积极的语言暗示。

3. 示范脱敏　请同病区手术成功且处于恢复期的病人现身说法,互相交流,帮助减轻术前恐惧感,减少其担心。这有助于鼓励病人树立信心,促使其主动参与治疗和自我护理。

五、适应性行为训练

1. 呼吸功能锻炼　根据手术方式,指导病人进行呼吸训练,教会病人有效咳痰,告知病人戒烟的重要性和必要性。

2. 床上排泄　根据病情,指导病人练习在床上使用便器排便。

3. 体位训练　根据手术要求训练病人特殊体位,以适应术中和术后体位的要求;教会病人自行调整卧位和床上翻身的方法,以适应术后体位的变化。

4. 饮食指导　根据病情,指导病人饮食。

5. 肢体功能训练　为避免病人术后因长期卧床造成肌肉萎缩,可指导病人做适应性肢体功能锻炼。

第二节 皮肤准备

皮肤准备,简称"备皮",是指在手术的相应部位剃除毛发并进行体表清洁的手术前准备,是对拟行外科手术的病人在术前进行手术区域清洁的工作。

一、目的及意义

手术前备皮是外科护理常规之一,术前备皮的目的主要是清洁手术野皮肤,剃除手术区毛发,便于手术操作,减少皮肤细菌数量,可防止显见的体毛进入伤口形成异物,关系到术后切口感染和创口愈合的快慢,直接影响手术效果。

二、备皮的实施

1. 核对术前医嘱,确认手术名称、手术方式、手术部位和手术时间。

2. 核对病人的床号、姓名、性别、年龄和诊断。

3. 全面评估病人的情况,包括病人的病情、意识状态、生命体征、合作程度、文化程度、心理状况等。

4. 依据对病人的评估结果对其进行术前备皮的宣教,包括备皮的目的、方法、注意事项、配合要点和护理方法,并鼓励病人主动配合。

5. 备皮的内容、时间及范围

(1)内容:备皮一般包括病人沐浴、更衣,修剪指(趾)甲,剃除或剪去手术区的毛发并清除皮肤表面污垢。婴幼儿躯干和四肢手术一般不需备皮,只做清洁处理。

(2)时间:术前 1 日下午或晚上,洗浴清洁皮肤,对危重症病人或生活不能自理的病人,需由护士和家属提供帮助;备皮以术前 2 小时为宜。若皮肤准备时间超过 24 小时而未进行手术,应重新做皮肤准备。特殊部位的择期手术,如骨科手术常在术前 3 日即开始皮肤准备。

(3)范围:备皮原则上以切口为中心直径 15~20cm 的范围。手术部位不同,备皮的范围也不同,临床常见手术部位的备皮范围(表 8-1)。

6. 术前备皮的新进展 近年来的研究表明,传统的术前 1 日剃毛备皮是外科领域的一个误区,因为剃除毛发后细菌会在表皮创面上定植,因此增加手术部位感染的机会。有研究认为,毛发稀疏部位可采用先乙醇后碘酒再乙醇消毒的方法进行皮肤准备,毛发稠密区可以先剪毛或用电动剃刀去毛。必须使用剃刀剃毛时,应在手术室内术前即时剃毛。有学者提出,备皮可能存在因

表 8-1 术前皮肤准备范围

手术部位	备皮范围
颅脑手术	剃除全部头发及颈部毛发,保留眉毛
颈部手术	上自下嘴唇,下至两乳头水平线,两侧至斜方肌前缘
胸部手术	上自锁骨上及肩上,下至脐水平,包括患侧上臂和腋下胸背均超中线 5cm 以上
上腹部手术	上自两乳头水平线,下至耻骨联合,两侧至腋后线
下腹部手术	上自剑突,下至大腿上 1/3 前内侧及会阴部,两侧至腋后线,剃除阴毛
腹股沟手术	上自脐平线,下至大腿上 1/3 内侧两侧至腋后线,包括会阴部,剃除阴毛
肾脏手术	上自两乳头水平线,下至耻骨联合,前后均超过正中线
会阴及肛门手术	上自髂前上棘,下至大腿上 1/3,包括会阴及臀部,剃除阴毛
四肢手术	以切口为中心上、下方各 20cm 以上,一般超过远近端关节或为整个肢体

消毒不严而产生交叉感染的潜在危险,同时提出去除毛发可引发病人产生心理负担,也增加护士工作量。与传统剃毛相比,不剃毛或用剃刀剃毛有利于减少细菌繁殖的机会,预防手术部位的感染。目前,世界卫生组织建议除手术部位毛发较长需进行剃除,躯体一般部位的手术无需备皮,但必须做好皮肤清洁,若需备皮处理,以剪毛备皮法为最佳。

三、备皮的评价

1. 护士操作方法正确,病人皮肤清洁、无刮伤或破损。
2. 术者对手术区域皮肤准备满意。

四、注意事项

1. 细菌定殖较密集的部位(如手、足),或不能接受强刺激消毒剂的部位(如面部、会阴部),术前可用氯己定(洗必泰)反复清洗。
2. 腹部及腹腔镜手术的病人应注意脐部清洁。
3. 若皮肤上有油脂或胶布粘贴的残迹,用松节油或 75% 乙醇擦净。
4. 婴幼儿皮肤受刺激容易导致过敏潮红,可用石蜡油擦净。

第三节　合　　血

合血,是指在病人手术前,医生根据所采取的手术方式且结合病人的自身条件,开出医嘱,护士给病人采取血液标本送至输血科进行交叉配血试验,输血科有计划地配备好术中所需的血液制品的过程。手术之前必须合血,若不能保障血液供应,手术一旦出现意外,就会失去抢救病人的机会。

安全输血可挽救病人,否则可能产生不良后果甚至危及病人生命。护士在整个合血过程中既是具体执行者又是最后把关者,起着至关重要的作用。作为术前合血标本的采集护士,应了解术前合血的目的,掌握正确的采集血标本的方法,采集过程中严格执行查对制度,遵守无菌技术操作原则及标准预防措施,以保证检验结果的准确性。

一、目的及意义

1. 采集血液标本　为病人进行血型鉴定、Rh 血型鉴定及交叉配血试验。无论是输全血还是成分血,均应选用同型血液输注。但在紧急情况下,若无同型血,可选用 O 型血输给病人。AB 型血的病人除可接受 O 型血外,还可以接受其他异型血型的血(A 型血或 B 型血),但要求直接交叉配血试验阴性(不凝集),而间接交叉试验可以阳性(凝集)。因为输入的量少,输入的血清中的抗体可被受血者体内大量的血液稀释,不足以引起受血者的红细胞凝集,故不出现凝血反应。但在这种特殊情况下,必须一次输入少量血,一般最多不超过 400ml,且输入速度宜慢。

2. 为围手术期病人补充血容量　增加有效循环血量,改善心肌功能和全身血液灌流,提升血压,增加心排血量,促进循环。用于失血、失液引起的血容量大量减少或休克的病人。

3. 为围手术期病人补充血浆蛋白　增加蛋白质,改善营养状态,维持血浆胶体渗透压,减少组织渗出和水肿,保持有效循环血量。用于低蛋白血症以及大出血、重大手术后的病人。

4. 为围手术期病人补充各种凝血因子和血小板　改善凝血功能,有助于止血。用于凝血功能障碍(如血友病)及大出血的病人。

5. 为围手术期病人补充各种抗体、补体等血液成分　增强机体免疫力,提高机体抗感染的能力。用于严重感染的病人。

6. 为围手术期病人排出有害物质　改善组织器官的缺氧状况。用于一氧化碳、苯酚等化学物质中毒的治疗。

二、合血的实施

1. 核对输血申请单,填写合血采血管,并请第二人仔细核对。

2. 护士到病人床边核对病人床号、住院号、呼唤其姓名、核对病人手腕带以确认被采血者为病人本人。请第二名医护人员核对无误后遵照医嘱进行采血,并在合血单上执行者处签全名,核对者在核对者处签全名。

3. 再次核对标本,及时送检输血科。

三、合血的评价

1. 病人了解合血的目的。
2. 病人对合血的过程满意。

四、注意事项

1. 在安静状态下采集血标本。
2. 若病人正在进行输液治疗,应从非输液侧肢体采集血标本。
3. 同时采集多种血标本时,根据采血管说明书要求依次采集血标本。
4. 采血时尽可能缩短止血带结扎的时间。
5. 标本采集后尽快送检,送检过程中避免过度震荡。

第四节 抗菌药物过敏试验

抗菌药物过敏也称变态反应或超敏反应,发生于少数人。在围手术期给病人应用的部分抗菌药物可引起过敏反应,甚至发生过敏性休克,危及生命。为此,临床工作中对于某些致敏性强的药物均应做药物过敏试验。临床上普遍用的是皮内试验法。

皮内试验,简称皮试,是将小量无菌药物注入皮肤表皮与真皮之间,由于药量小,吸收慢,不容易发生危险,但足以反映机体对药物的敏感情况,故皮内试验法是目前最常用的试验方法。但对高度敏感的病人仍有产生过敏反应的可能。

一、目的及意义

药物过敏反应的基本原理为抗原抗体反应。药物作为一种抗原,进入机体后,有些个体体内会产生特异性抗体(IgE、IgG 及 IgM),使 T 淋巴细胞致敏,当再次使用同类药物时,抗原抗体在致敏淋巴细胞上相互作用,引起过敏反应。

为防止过敏反应的发生,在使用致敏性高的药物前,除详细询问病人用药史、过敏史、家族过敏史外,还应做药物过敏试验。皮肤过敏试验可以测定Ⅰ型皮肤过敏反应,对预报过敏性休克有参考价值,故结果阴性才可以用药。但应注意,有少数病人会呈假阴性反应,还有少数病人在皮肤试验期间即可发生严重的过敏性反应。

二、过敏试验的实施

1. 试验液的配制

(1)青霉素类药物:以每1ml含青霉素200~500u的皮内试验液为标准,注入剂量为20~50u(0.1ml)(表8-2)。

表8-2 青霉素皮试液的配制(以青霉素钠80万u为例)

青霉素钠	加NS溶液(ml)	每1ml药液青霉素钠含量(u/ml)	要点与说明
80万u	4	20万	用5ml注射器,6~7号针头
0.1ml上液	0.9	2万	以下用1ml注射器,6~7号针头
0.1ml上液	0.9	2000	每次配制时均需将溶液摇匀
0.1ml上液	0.9	200	配制完毕换接4.5号针头,妥善放置

(2)头孢菌素类药物:以头孢唑林为例,皮试液以含头孢唑林500μg/ml的生理盐水溶液为标准,皮试注入剂量为0.1ml(含头孢唑林50μg)。皮试液配制方法见表8-3:

表8-3 头孢唑林皮肤试验皮试液的配制

头孢唑林	加NS溶液(ml)	每1ml药液头孢唑林含量	要点与说明
0.5g	2	250mg	用2~5ml注射器,6~7号针头
0.2ml上液	0.8	50mg	换用1ml注射器
0.1ml上液	0.9	5mg	每次配制时需将溶液摇匀
0.1ml上液	0.9	500μg	配制完毕换接4.5号针头,妥善放置

2. 试验方法 确定病人无青霉素(头孢菌素类)药物过敏史,于病人前臂掌侧下段皮内注射青霉素(头孢菌素类药物)皮试溶液0.1ml,注射后观察20分钟,20分钟后判断并记录试验结果。

3. 试验结果判断（表 8-4）

表 8-4 青霉素（头孢菌素类药物）皮肤试验结果的判断

结果	局部皮丘反应	全身情况
阴性	大小无改变,周围无红肿,无红晕	无自觉症状,无不适表现
阳性	皮丘隆起增大,出现红晕,直径大于1cm,周围有伪足伴局部痒感	可有头晕、心慌、恶心、甚至发生过敏性休克

三、过敏试验的评价

1. 病人了解皮试的目的、注意事项和配合要点。

2. 皮丘大小合适,直径约 0.5cm。

四、注意事项

1. 过敏试验前需详细询问病人的用药史、过敏史及家族史。

2. 病人空腹时不宜进行皮试,因个别病人于空腹时注射用药,会发生眩晕、恶心等反应,易与过敏反应相混淆。

3. 凡初次用药,停药 3 天后再用,以及在用药过程中更换药物批号时,均需按常规做过敏试验。

4. 皮试液必须现配现用,浓度与剂量必须准确。头孢菌素类药物皮试液必须使用原液配制。

5. 严密观察病人　首次注射后须观察 30 分钟,注意局部和全身反应,倾听病人主诉,并做好急救准备工作。

6. 皮试结果阳性者不可使用该药物,并在体温单、病历、医嘱单、床头卡的相应位置醒目注明,同时将结果告知病人及其家属。

7. 如对皮试结果有怀疑,应在对侧手臂相应位置皮内注射生理盐水 0.1ml,以作对照,确认皮试结果为阴性者方可用药。药物治疗过程中要继续严密观察病人反应。

第五节　插　胃　管

插胃管是将导管经鼻腔口腔插入胃内,对不能经口进食的病人,从胃管灌入流质食物,以保证病人摄入足够的营养物质和药物。

一、目的及意义

1. 经胃肠减压管引流出胃肠内容物,腹部手术前准备。

2. 对不能经口进食的病人,从胃管注入流质食物,以保证病人摄入足够的营养,水分和药物,促进早日康复。

二、插胃管的实施

1. 核对术前医嘱、手术方式、手术时间。

2. 确定插胃管操作的时间。

3. 确认病人的床号、姓名、性别和诊断。

4. 评估病人并解释

(1)评估:病人的年龄、病情、鼻腔的通畅性、心理状态及合作程度。

(2)解释:向病人及家属解释操作目的、过程及操作中配合的方法。

5. 护士准备　衣帽整洁,修剪指甲洗手,戴口罩。

6. 操作要点说明

(1)认真执行查对制度,确认病人,避免差错事故发生。

(2)病人体位:能配合者取半卧位或坐位,无法坐起者取右侧卧位,昏迷病人取去枕平卧位,头向后仰。

(3)胃管插入长度:一般为前额发际至胸骨剑突处,或由鼻尖经耳垂至胸骨剑突处的距离。成人插入长度约为45~55cm,应根据病人的身高等确定个体化长度。为防止反流、误吸,插管长度可在55cm以上。

(4)插管时动作应轻柔,镊子尖端勿碰及病人鼻黏膜,以免造成损伤。

(5)吞咽动作可帮助胃管迅速进入食管,减轻病人不适,护士应随病人的吞咽动作插管。必要时,可让病人饮少量温开水。

(6)确认胃管是否在胃内的方法:①在胃管末端连接注射器抽吸,能抽出胃液;②听诊器置于病人胃部,快速经胃管向胃内注入10ml空气,能听到气过水声;③将胃管末端置于盛水的治疗碗中,无气泡逸出。

(7)将胃管用胶布固定在鼻翼和脸颊部,防止胃管移动和滑出。将胃管末端反折,用纱布包好,用橡皮筋扎紧,用别针固定于病人衣领处。

三、插胃管的评价

1. 病人了解插胃管的目的。

2. 病人对插胃管的过程满意。

四、注意事项

1. 插管时动作应轻柔,避免损伤食管黏膜,尤其是通过食管三个狭窄部位(环状软骨水平处,平气管分叉处,食管通过膈肌处)时。

2. 插入胃管10~15cm(咽喉部)时,若为清醒的病人,嘱其做吞咽动作;若为昏迷的病人,则用另一只手将其头部托起,使下颌靠近胸骨柄,以利插管。

3. 插管过程中如果病人出现呛咳、呼吸困难、面色发绀等,表明胃管误入气管,应立即拔出胃管。

4. 食管静脉曲张,食管梗阻的病人禁忌插胃管。

第六节 清洁灌肠

灌肠法是将一定量的液体由肛门经直肠灌入结肠,以帮助病人清洁肠道、排便、排气或由肠道供给药物或营养,达到确定诊断和治疗目的的方法。

根据灌肠的目的可分为保留灌肠和不保留灌肠。根据灌入的液体量又可将不保留灌肠分为大量不保留灌肠和小量不保留灌肠。若为了达到清洁肠道的目的,而反复使用大量不保留灌肠则为清洁灌肠。肠道手术、肠道检查和妇科手术均要给病人进行清洁灌肠。

一、目的及意义

1. 妇科手术前 避免肠管膨胀,影响肠管暴露而误伤肠管;保持胃肠道空虚状态,减少手术后胃肠胀气,有利于胃肠道功能的恢复,同时防止肠粘连;有些妇科肿瘤,如卵巢恶性肿瘤,易侵犯肠管,手术有可能切除部分肠道,故术前需要进行清洁灌肠;防止手术中误伤肠道;避免膨胀的肠管挤压手术部位,减少术后疼痛和出血。

2. 肠道检查前 清洁的肠道对发现早期病变及微小病变具有重要的作用,肠道不清洁检查时视野不清晰,容易漏诊,同时检查时间延长,增加病人的痛苦体验。

3. 肠道手术前 清洁肠道,预防感染。

二、清洁灌肠的实施

1. 核对术前医嘱、手术方式、手术时间。

2. 确定清洁灌肠操作时间。

3. 确认病人的床号、姓名、性别、年龄和诊断。

4. 全面评估病人的情况,包括病人的病情、意识状态、生命体征、合作程度、文化程度、心理状况等。

5. 依据对病人的评估结果对其进行术前清洁灌肠的宣教,包括有关清洁灌肠的目的、方法、注意事项、配合要点和护理方法,并鼓励其主动配合。

6. 按大量不保留灌肠的操作步骤给病人进行灌肠,先用 0.1% 的肥皂水

500ml灌入,刺激肠蠕动,将溶液排出后再用等渗盐水灌洗,反复多次,直至排出无粪渣的清洁液为止。

三、清洁灌肠的评价

1. 护士操作方法正确,和病人沟通到位,能取得病人的配合和理解。
2. 术者对病人的肠道准备满意。

四、注意事项

1. 妊娠、急腹症、严重心血管疾病等病人禁忌灌肠。

2. 伤寒病人灌肠时溶液不得超过500ml,压力要低(液面不得超过肛门30cm)。

3. 肝昏迷病人灌肠时禁用肥皂水,以减少氨的产生和吸收;充血性心力衰竭和水钠潴留病人禁用0.9%氯化钠溶液灌肠。

4. 准确掌握灌肠溶液的温度、浓度、流速、压力和溶液的量。

5. 灌肠时病人如有腹胀或便意时,应嘱病人做深呼吸,以减轻不适。灌肠过程中应随时注意观察病人的病情变化,如发现脉速、面色苍白、出冷汗、剧烈腹痛、心慌气急,应立即停止灌肠并及时与医生联系,采取急救措施。

6. 每次清洁灌肠时,注意观察和记录灌入量与排出量应基本相符,以防水中毒。

7. 病人宜取右侧卧位,便于灌肠液到达结肠深部。每次灌入后嘱病人尽量保留片刻,以达到软化粪便冲洗肠道的作用。

第九章 术中护理

第一节 概　　述

　　手术室是外科诊治和抢救病人的重要场所,是医院的重要技术部门。随着临床医学科学的迅猛发展,外科手术野越来越细微,难度越来越大,对手术室护士的要求也越来越高。加强术中护理,保证病人在进入手术室后手术的顺利进行,并使病人在心理上获得最大的安全感和舒适度,直至安全送回病房,是每名手术室护士努力的方向。

　　术中护理是护理专业的重要组成部分,它的主要内容是:

　　1. 严格遵循手术用物管理程序,严格执行消毒隔离技术规范,有效控制感染,确保手术安全性。

　　2. 严格执行无菌技术操作规范,加强专业技能培训,提供高品质的手术配合,确保手术的顺利进行。

　　3. 熟练掌握手术仪器设备,使病人达到术后最大限度的康复或将其不期望的结果降到最低;利用护理判断及解决问题的技巧,保证外科手术安全有效进行。

　　4. 以病人为中心,根据个体需要,提供适当的生理、心理护理以确保病人得到最好的护理服务,同时为病人及家属提供舒适支持。

　　术中护理由手术室专业护士完成,这要求他们具有运用专业知识和技能、发现问题、解决问题的能力;在日常及紧急情况下,具有严谨逻辑思维及判断能力;具有良好沟通与协作能力;具有批判和创造性思维能力,以专业知识和技能为基础,改进护理活动,提高护理质量。手术室护理人员应具有独立性,有冒险精神,对自己的职责和行为负责;有自信及具备自我调节能力;具有严谨性,保证手术的安全进行。高质量地完成手术配合,还要很好地履行管理者的角色,成为手术环境的"维护者",院内感染控制重点环节的"执行者"和"监控者",各种安全隐患的"排查者",保证手术的顺利进行,保障病人安全。

第二节 病 人 转 运

一、目的及意义

由于手术风险因素的存在,手术病人转运接送途中需防范意外的发生,如病人出现躁动会引起留置导管滑脱、坠床;病人出现呕吐处理不当发生窒息;甚至水、电解质紊乱诱发严重心律失常等,这些应引起医护人员的高度重视。提高对转运过程中可能出现问题的识别能力,强化风险意识,对可能出现风险的环节进行预评估,积极采取防范措施。密切观察病情变化,做到防患于未然,保障病人生命安全,减少因转运不当而发生的意外。

二、病人转运的实施

(一)一般病人转运

接手术病人前由手术室护士电话通知病区,病区护士执行术前针,并根据术前准备核查表逐一核对病人基本信息,包括床号、住院号、姓名、性别、年龄、手术部位、手术标记、手术名称及所带物品(病历、影像资料、术中特殊用药等),确保核对准确无误。设专用电梯接送手术病人,缩短途中等候时间,确保手术前、后病人在较短时间内到达手术室或病房。

1. 安全过床

(1)术前过床:病人进入手术室后,由手术室护士拿病历询问病人基本情况,并了解病人基本生命体征,如高血压病人复查血压等,以及术前用药、禁食情况;检查手术床是否固定,各零部件功能是否完好。将平车挪至手术床侧,高度水平调节至与手术床一致,靠紧后固定平车脚刹。护士立于病人同侧,协助过床。活动不便的病人应由多位医务人员共同协助过床。妥善固定尿管及胃管。如为特殊病人,如左房黏液瘤、神志不清等随时有病情变化者,手术室护士、麻醉师及手术医生都应一起接送病人确保安全。

(2)术毕过床:由于麻醉使病人骨骼肌、心肌收缩力及血管收缩等代偿功能被抑制,体位突然改变会使脑、心脏等重要脏器血液短时间得不到氧供,极易诱发虚脱,甚至循环停止,因此,搬运前须严密监测病人生命体征,待平稳后再进行搬运。搬运前将病人双上肢放于身侧,静脉通道妥善放好用中单固定。搬运者注意力集中,麻醉医生保护头颈部及呼吸管道,两位手术医生保护胸腹部及各类引流管,巡回护士和另一位助手保护臀部及双下肢,行动协调一致,动作轻柔,保证病人脊柱轴线运动避免意外损伤的发生。转运途中保持转运车平稳,避免颠簸和体位急剧改变。保持有效静脉通路畅通。安抚病人,尽量使其平静,严防坠床发生,必要时使用约束带予以防护。

2. 转运中管道管理 大手术后病人往往带有较多引流管道,搬动病人时如果操作不当,可能造成引流液反流,导致逆行感染,或因病人躁动造成引流管扭曲或脱管。因此在手术结束时用统一的管道标识区分每根引流管,并用专业的管道固定装置或胶布蝶形固定于皮肤上。搬运病人前再次检查引流装置是否固定妥当;胸腔引流管或脑室引流管在转运途中可暂时夹闭以防反流;转运病人前引流管留出足够长度固定于床缘上,防止脱出。引流管较短者,如胆道引流管等可放置病人身侧中单内,待过床后再行拿出。

3. 术毕交接 在病人术毕离开手术室前15分钟,巡回护士电话通知病区,由病区护士做好接病人的准备工作,包括床单位、监护仪、呼吸装置、急救物品、室内温度等,确保病人在较短的时间内安全转运到病房。麻醉医师和手术室护士共同向接收护士进行床旁病人情况交接。交接内容包括:生命体征、皮肤情况、治疗情况、术中特殊情况及所带物品。待病人妥善安置后,病区护士床旁接班完毕,核对无误签字后,麻醉医师和手术室护士方可离开。

4. 心理护理 转运工作开始前即做好病人和家属的心理护理,向病人和家属解释,说明配合要点,使病人有安全感。护士在转运过程中工作要有条不紊,动作熟练,为病人安置舒适体位,始终陪伴在病人身边,减少焦虑。

（二）特殊病人转运

转运危重病人不是简单的运送过程,而且是监护、治疗的过程,它对病人的生命安全、疾病的转归起着不可低估的影响。

1. 急危重症病人 因病因、伤情未知因素较多,应全面了解病情,掌握转运适应证,转运过程中携带监护仪,严密备好各类抢救药品、物品。针对各类疾病采取正确体位,如昏迷、大咯血等病人取平卧位、头偏向一侧,心衰病人半坐卧位;骨折病人给予适当固定等方式减少病人在转运过程中产生二次损伤。

2. 重型颅脑损伤病人 在搬运重型颅脑损伤病人过程中安全、观察和护理尤为重要。这类病人病情重、病情变化快,如搬运时出血未能控制或有再次出血时,颅内压增高突发脑疝,如疝出脑组织直接压迫生命中枢引起急性枕骨大孔疝,出现呼吸循环障碍;疝出脑组织压迫动眼神经或脑干引起小脑幕裂孔疝;重型颅脑损伤合并颈椎骨折,搬运不当压迫生命中枢致呼吸停止。这些病情变化都会危及病人生命,因此须严密观察病情变化,搬运前监测生命体征,病人病情平稳情况下才能搬运。加强瞳孔、意识和生命体征的观察,同时根据病情对转运途中可能出现的情况进行充分评估,备好急救药品、物品。

三、病人转运的评价

1. 病人交接和转运的安全性提高。
2. 病人交接及转运流程规范化。
3. 病人所有管道稳妥固定,无脱落、受压、扭曲、折叠。
4. 清醒病人情绪稳定,感觉安全。
5. 护患沟通工作到位。

四、注意事项

1. 重视手术病人转运中的每个环节,如综合评估病人,重视转运途中的呼吸道管理。
2. 严密观察病情变化;加强途中监护。
3. 注意保护病人肢体处于功能位,防止压疮。
4. 提高护士的风险防范意识,注重全程护理安全质量控制和转运流程管理,确保手术病人的转运安全。

第三节 安置手术体位

一、目的及意义

手术体位是指术中病人的位式,由病人的卧姿、体位垫的使用、手术床的操纵三部分组成。

手术体位安置目的:

1. 病人在手术床上体位摆放得当,有助于手术部位最佳暴露,便于麻醉医师随时观察静脉注射及麻醉效果。

2. 对病人进行充分的支撑和固定后,利于他们在手术全过程中保持尽可能舒适和安全的体位,减轻其心理负担。

3. 手术期间病人体位不能随意变动,对于手术时间长的病人,避免体位摆放不当导致的神经、血管、皮肤的损伤,更有甚者可造成呼吸循环功能衰竭,导致病人死亡。有效安全的支撑就显得尤为重要,其有助于预防压疮、神经血管损伤、关节脱位等卧位相关不良并发症的发生。

4. 手术室护士必须知道怎样设计手术体位安置方式,了解手术床操作原理,熟悉掌握顺应病人重要的呼吸、循环功能,保护病人神经、血管、皮肤不受伤害的方法,采取针对性的防范措施,以保证病人的生命安全,缩短手术时间及有效避免不良事件的发生。

二、安置手术体位的实施

（一）手术体位安置原则

1. 视病人为整体　尊重病人的尊严和隐私，充分但不过分暴露身体，做好保暖工作，尽量让病人觉得舒适安全。充分考虑病人的个体差异，如身材较高的病人，使用加长手术床；老年病人不能完全平卧时使用增加软枕。

2. 充分暴露手术野　保证呼吸、循环功能不受影响，便于手术操作，减少损伤，缩短手术时间。

3. 避免病人皮肤受损　保持床单平整、干燥，摆放体位时，动作轻柔，避免拖、拉、拽等生硬动作。

4. 皮肤压力最小化　由于体重的不均匀分布、机械压力、手术时间超过3小时等情况易造成皮肤压红或损伤，所以在病人的骨隆突处、肌肉脂肪组织较薄弱的受压部位使用海绵垫或啫喱垫加以保护，防止压疮。

5. 病人肢体功能位的摆放　体位摆放完成后，没有骨骼肌肉的过分牵拉，肢体没有悬空，托垫稳妥，以防止术后发生麻痹甚至功能障碍。

6. 加强观察　摆放体位完成后再次检查是否妥善固定，且方便术中的操作和观察。术中每15~30分钟观察1次，关注病人容易受压及损伤部位、静脉注射、各类导管有无受压等情况。清醒病人更应加强询问和解释工作，使其安心度过手术期。

（二）常见手术体位

1. 仰卧位

（1）水平仰卧位：适用于胸、腹、下肢手术。操作者首先评估手术床及用物，保证手术床架稳固，配件完整，床单干燥平整，病人接触不到手术床金属部件，体位物品清洁完好。①协助病人仰卧于手术床上，头部垫一薄枕头，使颈部肌肉放松，利于静脉回流；②双上肢自然放于身体两侧，利用身体下方的中单固定肘关节处；③双下肢伸直，双腘窝处放软垫，使髋、膝部适当屈曲，以减轻对大血管及神经的牵拉；约束带轻轻固定膝部；④根据手术及病人情况，如肝、胆、脾手术，可在术侧肋缘下加垫小软垫，将手术床向患侧抬高15°，充分暴露手术野；前列腺或子宫等盆腔手术时可在骶尾部垫软垫，有利手术；胸骨正中切口手术，胸背部垫软垫，抬高胸部；肩部手术，肩下放置软垫。

（2）垂头仰卧位：适用于颈部手术，如甲状腺、颈椎前路、腭裂修补、全麻扁桃体、气管异物、支纤喉镜等手术。①双肩下垫肩垫（平肩峰），抬高肩部20°，头后仰；②颈下垫圆枕，防止颈部悬空，同时使下颌与胸部同一水平线；③头两侧放置小沙袋或头圈固定头部，避免晃动，保护颈椎；④可适当将手术床调至头高脚低位，有利于头颈部静脉血液回流；⑤其余同水平仰卧位法。

（3）斜仰卧位：适用于胸部前外侧入路、腋窝、肝右叶巨大肿物等手术。①手术部位下垫软垫，抬高患侧，利于手术暴露；肩部下垫方枕，避免肩部悬空。②患侧手臂自然屈肘、上举，用棉垫包好，用绷带或专用吊手架牢固固定于麻醉头架上；注意绷带不要缠绕过紧，防止血液循环不畅；肢体不能裸露贴靠在头架上，以免在使用电切设备时烧伤。③健侧置长沙袋，中单固定，防止身体滑动。④余同水平仰卧位法。

（4）侧头仰卧位：适用于耳部、颌面部、侧颈部及头部手术。①病人采取水平仰卧法，头部患侧在上，健侧头下改垫头圈，避免压伤耳部；②患侧肩下垫方枕，使头转向对侧；③如为颅脑手术需上头架的病人，将头架各螺丝旋紧，防止零件滑脱影响固定效果，抬高手术床头 10° ~15°。

（5）上肢外展仰卧位：适用于上肢及乳房手术。①病人采取水平仰卧位；②患侧上肢外展置于托手器械台上，外展角度不可超过 90°，以免拉伤臂丛神经。

（6）骨科牵引体位：适用于股骨粗隆间骨折、复位困难的股骨干骨折及髋关节镜手术等。①麻醉后将病人向床尾方向移动靠近会阴柱；②将骨科床两侧的牵引臂拉出，分开约 45°，根据病人身高和腿长延长或缩短牵引臂，在患侧牵引臂上安装牵引架，对侧安装足托架；③将病人双足安置于牵引架上，棉垫保护双侧腘窝、踝关节、脚掌、足跟，妥善固定；④卸去手术床腿板，调整病人双足及牵引架位置，保持踝关节的自然生理位置；⑤患侧上肢自然放于身侧，用中单固定，对侧上肢外展，用于静脉输液及观察。

2. 侧卧位

（1）一般侧卧位：适用于肺、食管、侧胸壁、侧腰部（肾及输尿管中上段）手术等。①麻醉满意后，病人健侧卧 90°。②头下垫稍高软垫，保持颈椎平直，使健侧上肢三角肌群下有空隙，防止三角肌受压。③胸背部两侧各垫大沙袋置于中单下固定，必要时可使用骨盆挡板，注意在骨盆挡板和病人之间放置小软枕。④下侧下肢屈曲 90°，上侧下肢伸直，有利于固定和放松腹部，两膝及两腿之间夹一大软垫，保护膝部骨隆突处。约束带固定髋部。⑤侧腰部（肾及输尿管）手术时，在侧卧位基础上病人肾区（肋缘下 3cm）对准腰桥。将手术床的头和尾端同时摇低，使腰部抬高至腰部平直舒展，充分暴露手术野。

（2）脑科侧卧位：适用于颅后窝（包括小脑、四脑室、天幕顶）、枕大孔区、肿瘤斜坡脊索瘤手术等。①麻醉满意后病人侧卧 90°、背部靠近床缘。②头下垫头圈，下耳廓置于圈中防止受压，上耳孔内塞棉花防止进水，如上头架，检查各螺丝是否牢固。③上侧下肢适当屈曲，下侧下肢向后伸直，放松腹部，余同一般侧卧位。

（3）髋部手术侧卧位：适用于髋臼骨折合并髋关节后脱位、人工髋关节置换术、股方肌骨瓣转位治疗股骨头无菌性坏死、股骨干骨折开放复位、股骨肿瘤、股骨颈骨折或股骨粗隆间骨折内固定和股骨上端截骨术等。①麻醉满意后，病人侧卧90°，患侧向上。②腋下垫软垫，胸背部两侧各上肩托挡板一个，挡板与病人之间垫上软垫，保持身体稳定并防止受压。③骨盆两侧上骨盆挡板，固定牢靠，以免术中体位变动，影响手术效果。④两腿之间夹大软垫，约束带将大软垫及下侧下肢一并固定。切口在髋部，上侧下肢不能固定，以便术中活动。

（4）侧俯卧位：适用于胸腹联合切口、胸腰段椎体手术等。①麻醉满意后，病人术侧向上，身体呈半俯卧位（45°或60°）。②腋下垫腋垫，双上肢向前放于双层托手架上，约束带固定。③下侧下肢伸直，上侧下肢屈曲，自然放松，两膝间放大软垫，约束带稍微固定。④病人胸背部两侧各放置长沙袋，中单固定，或用挡板固定胸部、下腹部。约束带固定髋部。

3. 俯卧位 适用于颅后窝、颈椎后路、脊柱后路、骶尾部、背部等手术。

（1）摆放俯卧位垫：将俯卧位垫摆放于手术床上，根据手术需要及病人的身高、体重等个体差异，调整好俯卧位垫的间距和高度，手术时间长的可在俯卧位垫上加垫啫喱软垫。

（2）安置病人：麻醉满意后，将病人双臂下垂紧靠躯体，医生、护士分别站于病人两侧，托住病人的头背部、腰骶部及双下肢，使头、颈、胸在同一水平线，以脊柱为轴心向一侧缓慢旋转，使病人俯卧放于俯卧位垫上，头转向一侧放于凝胶头垫上，注意着力点位于额头与下巴处，防止眼部、脸颊等受压；全麻病人还检查气管插管是否打折弯曲。颈椎、颅后窝手术将头支撑于头架上。

（3）妥善固定：颈椎等手术时双上肢平放、置于身体两侧，用中单固定。胸腰段手术等则将双上肢自然弯曲置于头两侧，约束带固定。

（4）检查胸腹部及会阴部：检查胸腹部呈悬空状，保持胸腹部呼吸运动不受限制，同时避免因压迫下腔静脉致回流不畅而引起低血压。注意检查会阴部，特别是男性病人，防止外生殖器受压。

（5）加垫软枕：双膝关节至大腿处垫大软垫，双小腿下垫两个大软枕，使踝关节自然弯曲下垂，防止足背过伸引起足背神经损伤。

4. 膀胱截石位 适用于肛门、尿道、膀胱镜手术、会阴部手术等。

（1）病人仰卧，头部垫软枕，一侧手臂自然放于身旁，中单固定，另一侧手臂固定于托手架上以供静脉输液。

（2）两腿屈髋屈膝放于腿架上，腿与腿架间垫上棉垫，防止受压与做好保温措施，约束带固定。

（3）两腿高度以病人腘窝的自然弯曲下垂为准，以免过高压迫腘窝；两腿宽度为生理跨度 45°，大于此角度时，可引起大腿内收肌拉伤。

（4）将膝关节摆正，不要压迫腓骨小头，以免引起腓骨神经损伤，导致足下垂。术中提醒手术医生不可将双手或身体压在病人下肢上，注意观察足部的血供、皮温。

（5）取下或摇下手术床尾，使病人臀部移至手术床缘，腰臀下垫一软垫或将手术床后仰 15°，便于手术操作。

5. 坐位

（1）局麻坐位：适用于鼻中隔矫正、鼻息肉摘除、局麻扁桃体手术等。方法一：嘱病人坐在手术椅上，调整好头架位置，头置于头架上固定，两手扶住手术椅把手。

方法二：病人坐在手术床上，将手术床头摇高 75°，床尾摇低 45°，整个手术床后仰 15°，使病人屈膝半坐在手术床上；双上肢自然放于身旁，中单固定。

（2）全麻坐位：适用于颅后窝、颈椎后路手术、全麻扁桃体手术等。①在病人右上肢建立静脉通道，双上肢向前自然弯曲，用棉垫、绷带固定。②肋缘下绑腹带，并固定于手术床的背板上，松紧以勉强伸进四指为宜，防止摆放体位时左右摆动及减少内脏血液流动，保证病人坐起后回心血量的供应。③弹力绷带缠绕双下肢，膝盖下垫一软垫，减少双下肢血流，防止因回流不畅致肿胀；同时增加回心血量，维持病人血压。④双耳塞棉花，双眼涂眼药膏，遮盖。⑤臀部靠近大腿部垫一软垫，缓慢升起手术床背板 80°。⑥前额颞部上头架，呈低头、前屈，伸直枕颈部。

（三）小儿手术体位

1. 婴幼儿仰卧位

（1）平躺法：患儿平躺在手术床上，双腿稍分开，腕关节、踝关节用棉垫包裹，用绷带固定于床缘；若行心脏手术，背部垫小软垫以抬高胸部。这种方式适用于一个月以内婴儿及幼儿等。

（2）襁褓固定法：主要用于婴儿气管镜、喉镜、食管镜检查等。其类似包裹新生儿的方法，用中单将患儿身体及双上肢包裹；用中单包裹双下肢，约束带固定于床缘。

2. 小儿俯卧位

（1）根据患儿身材大小，选择合适尺寸的俯卧位垫、头垫放置手术床上，覆盖啫喱软垫。

（2）麻醉满意后，将患儿翻身置于俯卧位垫上，患儿颌面部稳妥放于头垫上，同时协助调整好气管导管位置。

（3）胸部、髂部放于已调好位置的俯卧位垫上，保证患儿胸腹部悬空，婴幼儿胸腹之间的软垫距离应大于 8cm，小儿大于 10cm。

（4）足背部垫一软垫适当抬高，根据手术，约束带固定膝部或臀部，双腕关节用棉垫包裹，约束带固定。

3. 小儿截石位

（1）腿架固定法：适用于身长在一米以上的幼儿。①患儿仰卧，一手腕用棉垫包裹，绷带将其固定于手术床缘，另一侧手臂可固定于托手架上以供输液观察。②腿架固定在手术床上，将其降至最低位置并向内收。③余同截石位摆放方法。

（2）大字固定法：适用于身长在一米以下婴幼儿。①患儿仰卧，麻醉满意后，将患儿臀部挪至床腿分叉处，下垫一软垫。②将床腿分开使患儿两腿屈髋成八字分开，膝盖下适当垫软垫，约束带固定。③双上肢自然弯曲，腕关节用棉垫包裹，绷带将之固定于头部两侧床缘。

三、安置手术体位的评价

1. 手术室护士熟悉手术病人体位安置方法、原则。

2. 体位物品摆放有序、准备齐全。

3. 安置好的手术体位既能够充分暴露手术野，便于医师操作，确保手术顺利进行，又能够最大限度减少体位改变对病人生理的影响，降低手术风险。

4. 注意病人保暖。

四、注意事项

首先在摆放体位之前应有充足的时间，即选择病人手术体位前应全面考虑，既要达到手术野易于暴露和方便手术操作，又要考虑病人的生理特点及代偿功能。如某些年老病人因关节炎症或骨质增生等原因难以耐受一些对生理功能影响较大的体位，应尽量避免。操作时动作应轻柔缓慢，贴合肢体生理曲度，以免体位变化期间发生意外。具体包括如下几个方面：

1. 在尽量减少对病人生理功能的影响下，充分暴露术野。

2. 尽量维持正常的生理曲线和生理功能部位，避免过度牵拉和扭曲。

3. 分散压力，注意约束和保护骨凸部。

4. 舒适摆放，尽量使病人参与体位摆放，如在清醒状态下，预先尝试所要摆放的体位，以提高舒适度。

5. 加强体温的管理及预防血栓形成。

第四节 外科手消毒

一、目的及意义

手术部位感染是医院感染的一种主要形式,是外科病人最常见的医院感染。中国医院感染监测网检测资料显示,手术部位感染占全部医院感染的10.1%,仅次于呼吸道感染和泌尿道感染,居第三位。美国疾病预防和控制中心认为手术部位感染是手术病人最常见的不良事件,一旦发生将影响医疗服务质量和病人的预后,延长病人住院时间,增加医疗费用,加重病人痛苦,甚至导致手术失败,增加病人死亡概率。

造成手术部位感染的常见病菌主要有金黄色葡萄球菌、凝固酶阴性葡萄球菌和大肠埃希菌等。感染的危险因素包括病人方面和手术方面,其中参与手术的各类成员的手是手术部位感染的潜在来源,通过洗手、有效的外科手消毒、穿戴手术衣和手套,可对引起感染的微生物形成有效屏障。因此按照手卫生规范要求,参与手术的所有人员都必须严格执行外科手消毒,以祛除污垢,清除或者杀灭手部暂住菌和减少常驻菌,有效地防止细菌从工作人员手转移至病人手术部位。

二、外科手消毒的实施

(一)消毒前准备

1. 环境用物准备　外科手消毒前先评估环境宽敞清洁,光线明亮,温湿度适宜。洗手液、消毒液和消毒擦手巾准备齐全,使用日期在有效期内。

2. 自身准备

（1）在进行外科手消毒之前更换手术室消毒洗手衣裤、隔离鞋,自己的衣领、衣袖卷入洗手衣内,不可外露。

（2）戴口罩、帽子时,头发、口鼻不外露。轻度上呼吸道感染者戴双层口罩,严重者不得参加手术。

（3）剪短指甲(长度不超过指尖),使指甲平整、光滑,祛除指甲油和指甲内污垢,去除手上饰物。

(二)外科手消毒方法

近年来美国注册手术室护士协会、美国感染控制专业委员会和美国疾病控制中心指出外科洗手质量与术后并发手术部位感染密切相关,并均建议使用抗菌皂液免刷揉搓流动水冲洗的方法或使用含乙醇的无水洗手液直接揉搓的方式,而不建议长时间的传统刷手方式。

1. 传统刷手洗手法　外科刷手术是指手术人员通过机械刷洗和化学药物作用以祛除并杀灭手部皮肤表面上的油垢和附着的细菌而达到消毒手的目的,它包括手的机械刷洗和化学药物的作用。因使用毛刷有可能造成医护人员的皮肤损伤,目前已较少使用。

(1)机械刷手:取无菌毛刷蘸肥皂液刷洗手及手臂,顺序为:指尖→指蹼→甲沟→指缝→腕→前臂→肘部→上臂。刷手时稍用力,速度稍快,范围包括双手、前臂、肘关节上 10cm 处的皮肤,时间约 3 分钟。

(2)流水冲洗:用流动水冲去泡沫,冲洗时,双手抬高,让水由手、臂至肘部方向淋下,手始终保持在最高位,避免臂部的水流向手部,造成污染。

(3)消毒液浸泡:用消毒液浸泡至肘上 10cm,浸泡完毕后用无菌小毛巾擦干双手完成洗手,或取消毒凝胶揉搓双手至肘部,待干燥。

2. 免刷式外科洗手法　免刷式外科洗手法的特点是省时、使用方便、减少对皮肤的机械性刺激,使用较为广泛。具体方法为:

(1)清洁洗手:在流动水下充分淋湿双手,取适量皂液洗手,均匀涂抹至双手的每个部位、腕、前臂和上臂下三分之一处,采取七步洗手法,认真揉搓 2~6 分钟,注意指甲下、手掌、指背、指尖、指缝和腕、肘皱褶处,祛除肉眼可见的污垢和油污。然后保持双手上举,使流动水从双手,前臂淋至肘下,冲净双手、前臂及上臂下三分之一部位的泡沫。七步洗手法的步骤为:

1)掌心对掌心,手指并拢、伸直不要交叉,相互揉搓。

2)掌心对手背,手指交叉指缝相互揉搓,交换进行。

3)掌心相对,双手交叉指缝相互揉搓。

4)弯曲手指关节在另一手掌心旋转揉搓,交换进行。

5)右手握住左手大拇指旋转揉搓,交换进行。

6)指端在手掌心上揉搓,交换进行。

7)旋转揉搓前臂、肘和上臂下二分之一处,每个动作持续进行十遍以上。

(2)擦干双手:取无菌毛巾或纸巾擦拭。先擦双手,然后将毛巾折成三角形搭在一侧手臂上,对侧手持毛巾的两个角向上移动擦干水迹,不得回擦。以同样方法,翻转毛巾将未接触皮肤的一面擦干另一手臂。如为擦手纸巾时,在擦干双手后换张纸巾擦干一侧手臂,另一手臂再取纸巾擦拭。

(3)消毒手及手臂:左手取适量的手消毒凝胶,均匀涂抹于右手手臂、肘部和上臂上三分之一处,右手再同样操作涂抹左手手臂等部,最后去消毒凝胶。双手采取七部洗手法的方式均匀涂抹双手各处,并认真揉搓直至消毒剂干燥。

3. 连台手术洗手法　在施行无菌手术后,接连下一台手术时,要更换手术衣、口罩、手套并洗手。洗手法按以下步骤施行。

（1）由他人解开衣带,将手术衣向前翻转脱下,脱衣袖时,顺带将手套上部翻转于手上。

（2）右手伸入左手手套反折部,脱下手套,左手拿住右手套内面脱去该手套。

（3）手未沾染血迹,取消毒液用七步洗手法充分揉搓直至干燥后再穿手术衣,戴手套。如果手已沾染血迹,应重新外科洗手。注意在施行污染手术后,接连下一台手术时,还应重新外科洗手。

三、外科手消毒的评价

1. 消毒后手部皮肤未检出致病菌,符合消毒技术规范要求。

2. 保护了手术人员皮肤的完整性,提高了手术人员对洗手规范的依从性,减少了二次污染的机会。

3. 手卫生知识及洗手流程熟练掌握及执行率增加。

四、注意事项

1. 洗手时,避免水溅湿衣裤。

2. 保持指尖朝上,将双手悬空举在胸前,使水由指尖流向肘部,避免倒流。

3. 用无菌毛巾或纸巾擦拭时沿手指向肘部方向擦干,不可回擦。

4. 使用后的毛巾、刷子等,应当放到指定的容器中,一用一消毒。

5. 手部皮肤无破损。

6. 保持指甲和指甲周围组织的清洁,不戴戒指、手镯等饰物。

7. 手消毒后,双手、臂、肘部不可触及他物,若误触他物视为污染,必须重新手消毒;消毒后应将双手置于腋中线以前、肩以下、腰以上,抬高肘部,远离身体,迅速进入手术间,避免污染。

8. 连台手术,不同病人手术之间,手套破损或手被污染时,都应重新进行外科手消毒。

第五节　手术无菌区域建立

一、目的及意义

手术无菌区域的建立包含了许多的环节,包括从手术开始前病人和医护人员自身的准备,无菌手术器械、无菌物品的准备,无菌手术台的建立直到手术完成后的各种处理。任何一个环节的操作违反了无菌技术原则都有可能造成病人的感染,从而给病人带来更多的痛苦。因此,无菌技术原则成为每位手术室人员都应熟练掌握并严格遵守的准则。

二、手术无菌区域建立的实施

（一）无菌技术原则

1. 明确无菌概念,建立无菌区域

（1）手术人员经外科洗手消毒后,手及手臂即不能接触未经消毒物品。

（2）穿好无菌手术衣和戴好无菌手套后,腋中线以后、腰部以下和肩以上均视为有菌区,不能触摸,双手应保持在胸前区域活动或放于胸前口袋里。

（3）手术中若手套破损或疑似被污染,应立即停止操作,更换无菌手套。手术衣的前臂或肘部疑受污染时也应更换手术衣。口罩、手术帽等潮湿或被血体液污染时也应立即更换。

（4）手术人员不能触及手术床及无菌器械台边缘以下的布单,凡下垂超过手术床、器械台边缘的器械、物品等均不可再使用。

（5）手术器械台高度应为90cm,无菌区域的无菌布单为4~6层,下垂30cm以上。

2. 保持无菌物品的无菌状态

（1）无菌区内所有物品都必须是灭菌的,使用前检查有效期和包装,若无菌包破损、潮湿或可疑污染时,均应视为有菌,不可使用。

（2）无菌区的布单若被水或血体液打湿,应立即更换或加盖无菌布单,尽量减少暴露时间。

（3）向台上传递无菌物品时,要求巡回护士与无菌区域保持一定的距离,打开无菌包装后,由洗手护士拿取。任何无菌包与容器边缘均视为有菌,从里面取用无菌物品时不可触及。

3. 保护皮肤切口

（1）按要求严格做好手术部位的消毒、铺单,手术开始前在皮肤上贴好无菌手术切口保护膜,保证切口不被污染。在进入深部体腔前,切口边缘应以保护圈或打湿的盐水垫进行保护。

（2）切皮时使用的刀片、镊子和纱布不应重复使用,术中须延长切口或术毕缝合皮肤前也应再次消毒。

（3）手术途中有事暂停时,应以湿盐水垫覆盖切口内容物,再加盖无菌单。

4. 保持手术室内空气洁净,减少污染

（1）手术过程中减少人员流动,严格控制参观人数,每台手术不宜超过两位参观者,保持层流手术间内空气质量。

（2）手术过程中避免不必要的谈话,尽量避免打喷嚏、咳嗽,无法避免时须将头转离无菌区域。

5. 正确传递手术器械,严格管理手术台

(1)手术过程中所有手术器械的传递都应由洗手护士在无菌区域内传递,不得在手术人员背后或肩以上位置传递。

(2)手术过程中,洗手护士保持台面清洁,被污染的器械、敷料等应放在专放污染物品的区域,避免再次使用或污染其他物品。

(3)污染手术如胃肠道手术在完成全部污染步骤后,全体手术人员均应更换手套或用消毒液冲洗,撤离所有污染物品。

(4)手术过程中,所有手术人员都应面对无菌区域站立,当手术人员须调换位置时,应先退后一步,再转过身背对背的转至另一位置,以免触及对方背部。

(二)术野皮肤消毒

皮肤表面常有各种微生物,包括暂驻菌和常驻菌群。手术前的皮肤消毒的目的就是杀灭暂驻菌,最大限度地杀灭或减少常驻菌,避免术后切口感染。因此,严格进行手术区域的皮肤消毒是降低切口感染的一个重要环节。

皮肤消毒原则

(1)充分暴露消毒区域,尽量将病人衣服脱去,充分暴露消毒范围,以免影响消毒效果。做好保暖措施。

(2)消毒范围以切口为中心向外15~20cm。消毒前检查消毒区域内皮肤清洁情况,如有污垢或胶布痕迹的,应先用松节油等擦净。备皮不完善者,应重新备皮。

(3)消毒从切口位置开始,向四周延展,遵循从内而外的原则,接触过外周的纱布不可再回擦中心地带。若为感染伤口或肛门区消毒,则应采取由外向内的方法。实施头面部、颈后路手术时,应在皮肤消毒前用防水眼贴保护好双眼;用棉花塞住双耳,避免消毒液流入内耳,导致损伤。

(4)根据手术不同部位选择合适的消毒液。一般皮肤消毒剂临床多采用0.5% 碘伏、2% 碘酊和75% 乙醇。如为婴幼儿皮肤消毒、面部皮肤、口鼻部黏膜消毒时,一般用0.5% 氯己定消毒。

(5)注意脐、腋下、会阴等皮肤皱褶处的消毒。

(6)消毒过程中,如消毒液浸湿床单等,应立即更换或加盖干的无菌巾,避免病人皮肤直接接触潮湿布单,防止压疮和电刀灼伤,婴幼儿手术更应注意。

(三)皮肤消毒操作步骤

1. 消毒注意事项 洗手护士将小碗盛装的消毒剂纱布和消毒钳递给消毒医生。消毒者的双手避免触碰手术区及其他物品。消毒钳使用过后不可再放回手术器械桌,以免污染。每次消毒时纱布不宜蘸太多消毒液,以免浸湿床单及其他部位。

2. 消毒剂的使用 临床常使用的是 0.5％ 碘伏消毒液；婴幼儿皮肤消毒、面部皮肤、口鼻部黏膜及会阴部手术消毒时应选用 0.05％ 碘伏消毒液；受损皮肤及创面的消毒则用 3％ 过氧化氢和 0.05％ 碘伏消毒液浸泡消毒。

3. 根据不同手术部位决定消毒范围

（1）头部手术：头部及前额，颈后至肩部。

（2）口唇、颊面部手术：面唇、颈及上胸部。

（3）耳部手术：术侧头、面颊及颈部及上胸部。

（4）颈部手术：手术分为颈前路、颈椎后入路手术。①颈前路手术：上至下唇，下至乳头，两侧至斜方肌前缘。②颈椎后入路手术：上至颅顶，下至双腋窝连线。如取髂骨，上至颅顶，下至大腿上三分之一处，两侧至腋中线。

（5）锁骨部手术：上至颈部上缘，下至上臂上三分之一处和乳头连线，前至健侧腋前线，后过患侧肩胛骨下缘。

（6）胸部手术：手术有侧卧位和仰卧位两种。①侧卧位：前后过中线，上至肩及上臂上三分之一，下过肋缘，包括同侧腋窝。②仰卧位：前后过腋中线，上至锁骨及上臂，下过脐平行线。

（7）乳癌根治手术：前至对侧锁骨中线，后至腋后线，上过锁骨和上臂，下过脐平行线。

（8）腹部手术：上腹部、下腹部消毒范围。①上腹部手术：上至乳头，下至耻骨联合，两侧至腋中线。②下腹部手术：上至剑突，下至大腿上三分之一，两侧至腋中线。

（9）腹股沟区及阴囊部手术：上至脐平行线，下至大腿上三分之一，两侧至腋中线。

（10）胸椎手术：上至肩，下至髂嵴连线，两侧至腋中线。

（11）腰椎手术：上至两腋窝连线，下过臀部，两侧至腋中线。

（12）肾手术：前后过正中线，上至腋窝，下至腹股沟。

（13）会阴部手术：耻骨联合、肛门周围及臀、大腿上三分之一内侧。

（14）髋部手术：前后过正中线，上至剑突，下过膝关节，周围消毒。

（15）四肢手术：周围消毒，上下各超过一个关节。

（四）铺置无菌单

铺单是将手术切口与微生物污染隔离的有效措施，其目的是创造一个无菌安全区，有效阻止微生物污染切口。

1. 铺置无菌单原则

（1）铺置无菌单由洗手护士和手术医生共同完成。在铺置以前，检查包装完整性和有效期，如有潮湿，不能使用。护士在传递无菌单时，也应手持两端向内翻转遮住双手,避免接触任何非无菌区域。

（2）遵循无菌原则,洗手护士应穿戴手术衣和手套。手术医生操作分两部分进行:外科手消毒后,未戴手套,直接从洗手护士手中接过无菌巾,铺置第一层。注意和洗手护士的手不能触碰;双手再重新消毒1次,穿戴好手术衣及手套后,方可铺盖余下无菌单。

（3）打开无菌单时注意不可触及腰以下的部分,如被污染,即应弃去,不能再用。

（4）铺无菌单时,距离切口2~3cm,手术切口四周及手术托盘上应铺置4层以上,其他部位2层以上。无菌单下垂应超过无菌平面下30cm。

（5）严格遵守铺单顺序,方式视手术切口而定。原则是第一层无菌巾是相对干净到较为干净,先远侧后近侧的方向覆盖。如腹部手术的铺单顺序就是先下后上,先对侧再近侧。但如果手术医生是已穿好手术衣铺单时,应先铺近侧再铺对侧。

（6）已铺置的无菌单不能挪动,如必须挪动时,只能由内而外,不能污染无菌区。在铺置大单时,为防止触碰到周围物品,展开时手持单角,向内旋转包住手背铺好。

2. 操作步骤　不同的手术部位采用不同的铺单方式。

（1）头部手术:①双折中单,由巡回护士戴上无菌手套协助抬头,铺与病人头下,注意勿污染双手。②手术野铺四块无菌巾,以切口为中心粘贴皮肤保护膜将无菌巾固定。③双折中单一块,三分之一铺于托盘架上,用托盘压住,剩余外翻覆盖于托盘上。④头部围一块双折的大单,中单铺盖头部,大单铺于头部以下覆盖托盘及身体。⑤铺大孔单,遮盖头部、托盘及身体,将脚侧孔单用夹子固定于输液架上,再取中单一块,覆盖切口上头部位置,尾端用夹子固定于麻醉桌上,形成一个完整的无菌屏障。⑥对折无菌巾一块,用两把组织钳固定于托盘下和头部切口之间,形成一个无菌袋,用于术中存放双极电凝镊及抽吸气头。

（2）眼部手术:①中单一块,上面再重叠一块无菌巾,由巡回护士协助病人抬头,铺于病人头肩下方。②将上方的无菌巾包裹头部及健眼,巾钳固定。③铺小无菌巾,覆盖头部、胸部。④铺小圆孔单,覆盖头部、胸部及托盘。托盘上铺垫托盘垫。

（3）耳部手术:①中单一块,上面再重叠一块无菌巾,由巡回护士协助病人抬头,铺于病人头肩下方。②将上方的无菌巾包裹住头部,巾钳固定。③无菌巾三块,覆盖手术切口周围,三把巾钳固定。④将托盘套、托盘垫铺于手术托盘上,将器械托盘平行于下颌角放置健侧头旁,保护气管插管。⑤铺颈部单,覆盖头部、托盘和上身。

（4）甲状腺手术：①将无菌巾两块揉搓成团，填塞颈部两侧空隙内。②三块无菌巾铺置在手术切口周围，递三把巾钳固定，铺颈部单于切口上方，覆盖下颌及头部托盘，夹棉托盘垫覆盖手术托盘。③铺中单两块，向下翻转覆盖下身及手术托盘，其上再加盖大单一块。④铺大孔单一块，覆盖全身、头部托盘及手术托盘。

（5）乳腺癌根治术：①双折一块中单覆盖于患侧胸壁下方及肩下，另一块双折中单铺于腋下及上肢托手架上。②中单包裹患侧上肢，绷带包扎固定。③无菌巾一块揉成团，填塞于患侧颈部空隙内，再取三块无菌巾，交叉铺盖切口下方、对侧、上方，最后一块无菌巾铺在患侧上肢下方。④夹棉托盘垫垫于手术托盘上。⑤铺盖大单两块，向上覆盖身体头部及头架，向下覆盖肋缘以下托盘及下肢。铺大孔单，患侧上肢从大孔单中穿出。

（6）肩部手术：①双折中单一块，铺于术侧肩下方。②大单一块，覆盖腋下及胸前和身体。③对折无菌巾两块，一块由腋下向上绕至肩，另一块由肩向下包绕与之交叉，巾钳固定。④中单一块，从切口处向上铺盖全头架部分。⑤两块无菌巾重叠包裹上肢，绷带包扎固定。⑥铺大孔单，术侧肢体从孔中穿出。

（7）胸部侧卧位、脊柱（胸段以下）、腰部手术：①对折中单两块，分别覆盖切口两侧身体下方。②其余铺单与腹部手术相同。

（8）腹部手术：①洗手护士打开三块无菌巾，折边面向手术医生，依次递给手术医生铺盖切口的下方、上方及对侧。②第四块无菌巾折边面向自己，铺盖在切口的近侧，洗手护士递四把巾钳固定。注意巾钳不能直接接触皮肤，以防术中灼伤。③夹棉托盘垫盖于手术托盘上。④铺中单3块，一块从切口处向上外翻遮盖上身和头架，第二块从切口处向下外翻遮盖下身及托盘，第三块则用于覆盖手术托盘及床尾位置。⑤铺大孔单一块，遮盖全身、头架及手术托盘。⑥肝、胆、髂窝、肾移植等手术时，在铺置无菌巾前，先在术侧身体下方铺置一块双折中单。

（9）直肠癌根治手术：①双折中单一块，上面再重叠一块无菌巾垫于臀下，巡回护士协助抬高病人臀部。②三折无菌巾一块，横铺于腹部切口下方，再取其他三块无菌巾，铺于切口的对侧、近侧和上方。③无菌巾两块铺盖于肛门切口周围，巾钳固定。④双脚套脚套，从脚到腹股沟。⑤铺中单于腹部切口向上外翻遮盖上身及头架。⑥将手术托盘套上托盘套和托盘垫，中单双折铺盖肛门切口下的直肠桌。⑦铺大孔单，向上遮盖全身、头架，向下遮盖至直肠桌处。

（10）会阴部手术：①对折中单一块，垫于病人臀下。②双脚套脚套，从脚到腹股沟。③无菌巾四块，铺盖切口周围，巾钳固定。④铺大孔单，覆盖双下肢、会阴部及耻骨联合以上身体。⑤准备好手术托盘,巡回护士协助将托盘置于会阴部切口前方。

（11）四肢手术:①大单一块,覆盖术侧肢体整个下方,中单再覆盖其上。②取中单覆盖肢体其上及身体。③对折无菌巾一块,由下至上以"8"字法包绕上臂或大腿根部及止血带上,巾钳固定。④对折中单一块,包裹术侧肢体末端,绷带固定。⑤再取中单向上覆盖身体及头架,向下覆盖床尾。⑥铺大孔单,术侧肢体从孔中穿出。

（12）髋关节手术:①对折中单一块,垫于术侧髋部以下。②取中单一块铺于切口上方及身体。③无菌巾三块,一块折边向术者由病人大腿根部向上围绕,第二块折边向助手铺于切口对侧,第三块折边向术者铺于近侧,巾钳固定。④将术侧大腿抬起,铺大单于下方。再取大单于切口上方覆盖上身及头架。⑤对折中单一块包裹术侧肢体末端,绷带包扎固定。铺大孔单,术侧肢体从孔中穿出。

（13）腰椎、脊柱后侧入路手术:①取一无菌巾揉成团塞在臀部。②对折两块中单分别铺于身体两侧,余同腹部手术铺单。

三、手术无菌区域建立的评价

1. 手术过程中每位手术人员遵守无菌原则,保持自身及手术区域无污染。

2. 手术过程中使用到的所有无菌物品均为灭菌合格产品,都在有效期内。

3. 无菌物品、器械的传递无任何违反无菌原则的行为。

4. 手术病人皮肤消毒的范围、程度均符合要求,无残留消毒液打湿无菌布单或对病人皮肤、眼睛造成损伤。

5. 无菌布单的铺盖符合无菌要求,并能充分地暴露手术野,不影响手术的进行。

四、注意事项

1. 手术室环境管理　手术无菌区域的建立必须在环境达标的手术间进行。手术间分区合理,洁污流线分明,每日清洁、消毒工作符合要求。

2. 手术室人员管理　操作前要求工作人员统一规范手术室服饰,毛发与口鼻不得外露。手术人员严格执行外科手消毒,按要求执行各项无菌操作流程。

3. 手术病人管理　手术病人术前做好个人卫生,包括洗头、沐浴、更换病人服等。在医护人员的协助下做好备皮工作,保持手术区域皮肤的完整性。严格实施围手术期合理的预防用药。

4. 手术器械、用物管理　手术器械、用物等严格按规定清洁、消毒、灭菌,确保灭菌质量,一人一用。无菌物品的管理严格按照无菌原则执行,保持外包装清洁、干燥、完整。包内、外指示卡达规定要求。消毒锅做好化学、生物监测,并实现可追溯。

第六节 手术器械的管理

一、目的及意义

任何一台成功实施的手术除了有赖于手术医生熟练的操作,还必须具备齐全的工具——手术器械,有时手术器械甚至能决定手术的成败。

手术器械管理的目的是:

1. 各类手术器械严格按照《消毒技术规范》的要求选用合适的消毒灭菌方式,并做好监测记录,符合《医院消毒供应中心灭菌效果监测标准》,从而避免院内感染。

2. 手术台上器械摆放有序,准备齐全,洗手护士传递器械快而准确,既有效避免医护人员职业暴露的危险,还可以加快手术进程。

3. 洗手护士对手术台上所有物品心中有数,检查物品的完整性,才能保证手术安全。

二、手术器械管理的实施

(一)手术器械台的准备

手术器械台要求结构简单、轻便灵活、易于清洁。桌面三方有栏边,栏高5~10cm,以防手术物品滑落。器械台有大、小两种,准备无菌台时,应根据手术需要,选择不同规格的器械台,用于放置各种无菌物品及手术器械。器械托盘为高低可调的长方形托盘,横置于手术病人适当部位之上,按手术需要放1~2个,用于手术时放置即用器械。

1. 手术器械台准备的原则

(1)选择空间较为宽敞的区域开台。

(2)打开无菌包之前,巡回、洗手护士共同查对,保证器械的准确性和有效性。巡回护士打开外层包布,洗手护士穿戴好无菌衣和戴好手套后打开内层包布,顺序为先近侧,后对侧。

(3)无菌器械台的铺巾应多于4层,四周垂于桌缘下30cm。无菌单一旦打湿,应立即更换或加盖无菌单。

(4)器械台和托盘的无菌区域仅限于台面,台面边缘及以下位置均视为污染区,不可将器械置于其外侧缘。垂于边缘的所有物品视为污染,不可再用或向上提拉。

（5）妥善保管各种小件器械,尤其缝针应放于专用小盒或弯盘内,以免丢失。缝针离开缝针盒,必须保持钳不离针。

2. 手术器械台准备的流程

（1）建立手术器械台:建立手术器械台有两种方法,一是直接利用无菌器械包的包布打开后建立器械台,这是临床上最常用、简单、快速的方法;二是用无菌单重新铺盖建立器械台,此种方法是在已打开的无菌单中由洗手护士拿取无菌单平铺于器械桌上,达到四层以上。

（2）整理手术器械:器械的摆放顺序是以洗手护士为中心分近、远侧,按使用顺序、频率分类摆放,以方便护士拿取。

（3）检查器械性能及完整性:器械摆放前护士应检查其性能及完整性。止血钳、剪刀、探针等前端是否完整;咬骨钳、自动撑开器等螺丝是否完好;拉钩、弯盘等有无粘带异物;纱布、盐水垫等敷料的显影条是否完整,有无外露。

（4）开取无菌物品:有计划地开取一次性无菌物品,开取时检查物品名称、型号、有效期、灭菌方法和包装,注意无菌操作,保证无菌器械台的整洁。

（5）分开专科器械和公共器械:同时摆放两个器械台时,宜将专科器械和公共器械分开。器械台采取垂直或平行放置,根据手术步骤,稍挪动器械台。如为垂直放置时,手术人员最好穿全包式手术衣或背部加铺无菌巾,避免手术衣后襟触碰手术器械台造成污染。

（6）使用手术托盘:手术托盘是器械台的补充形式,用于摆放正在使用或即将使用的手术器械,以协助洗手护士更快传递。因此,应根据手术步骤放置物品种类和数量,及时更换,保持台面的整洁和干燥。

（7）洗手护士应准备好切口周围手术野的器械,并随时清查。

1）在切口两侧各放一块干纱布,一是为了擦血,二是将皮缘外翻,协助术者对组织切割,减少与皮肤的接触。

2）在手术野靠近主刀医生附近固定吸引器及高频电刀。将两者留置出合适长度,用巾钳固定。再根据主刀医师习惯固定电刀笔保护盒,一是为了方便操作,二是在不用电刀时,及时将电刀笔放入保护盒内,防止灼伤。

（二）手术器械台用物清点

手术器械的清点是手术室护士工作中尤为重要的环节,它甚至关乎手术的成败。同样,在手术过程中的物品传递,也对洗手护士提出了很高的要求,不仅每样器械要采用正确的传递方法,还需熟练掌握手术进程,才能更快更好地配合手术,加快手术进度。

1. 手术器械清点的原则

（1）手术清点由巡回护士和洗手护士共同认真清点,确保手术前后物品数目一致。

（2）清点时机：包括切开皮肤前、关闭深部体腔前、关闭体腔后、缝合皮肤前、缝合皮肤后，多个部位的手术关闭每一个部位的前或后。

（3）手术器械清点的内容：凡开腹开胸及有洗手护士配合的手术，清点项目包括器械、纱布、纱垫、棉球、缝针及一些特殊用物等；皮瓣手术等小血管吻合术时使用的血管针、血管夹；体外循环手术时的排气针头、灌注头等小件器械。并检查其完整性，包括器械的螺钉、螺帽等。

（4）有计划地开取手术用物，从源头上减少清点的物品和时间。

2. 手术开始前

（1）巡回护士再次清理手术间，特别是连台手术，确保所有容易与接台手术敷料相混淆的物品如纱布等清离手术间。

（2）洗手护士提前洗手，做好器械台的整理工作，各类物品定位放置。及时把台上不需要的杂物清离器械台。

（3）洗手护士与巡回护士共同清点，根据器械清点单上的顺序逐一清点并登记，保证数量的正确性。两人必须看清实物，所有敷料打开清点，保证显影条完整，螺钉螺帽检查清楚。两人共同唱点两遍，当发现清点数目与常规不符时，需重新清点1次。

（4）清点完毕后，洗手护士应核对巡回护士登记数字的准确性，防止笔误。

（5）手术物品未清点记录之前，手术医生不得开始手术。

3. 手术进行中

（1）严禁任何人在术中拿离任何清点过的物品，或将清点项目里的同类物品拿入列。

（2）未经洗手护士同意，任何人不得随意拿动清点过的物品，不得随意将纱垫、布类物品剪开使用。

（3）手术区域深部填塞物品时，主刀医生及时告知助手和洗手护士，提醒记忆，防止遗留。

（4）洗手护士、巡回护士在手术始终，均要注意观察手术间情况，注意清点物品的流动，以保证数字清点的准确性。洗手护士更应在每次手术器械使用完后，随时擦拭器械并检查器械完整性。

（5）手术过程中增减物品应及时记录，台上掉落的物品也应定点放置，以便清点。

（6）开始不需要清点物品的手术，术中因为其他原因需扩大手术范围时，要及时整理清点用物，并按规定清点、核对、登记，手术才能继续进行。

（7）一位病人如需做两个部位的手术时，应在一处切口手术完成后常规清点，做另一处手术时再重新清点，但前一处所用的物品应包好待查，手术结束后统一处理。如病人是做取髂骨或皮瓣手术时，取髂骨或皮瓣后清点纱布、纱垫、缝针等可能遗落切口内的物品,手术关闭时全部清点。

（8）大手术、危重手术和新开展手术时,中途不得换人,确需换人时,交接双方和巡回护士应同时清点台上所有器械、纱布、缝针、棉球、敷料等物品。

4. 关闭体腔前

（1）清点前:洗手护士再次整理手术野及器械台,清楚所有物品的所在地,再请巡回护士一起清点,避免清点时四处寻找,耽误时间。

（2）清点时:巡回护士、洗手护士共同清点,根据器械单上顺序逐项清点登记,确认无误后,报告医生方可关闭体腔。

（3）当清点数目与登记数目不符时,不得关闭体腔,告知主刀医生寻找。确实找不到时,请示护士长并报告处理方案。

5. 关闭体腔后　缝合皮肤后再次清点,确认无误相符后准备敷料遮盖伤口,如数字不符立即重新清点、查找,将事情经过、解决方案记录签字备案。

（三）手术器械传递

1. 器械传递的原则

（1）速度快、方法准、器械对,术者接过后无需调整方向即可使用。

（2）力度适当,达到提醒术者的注意力为度。

（3）根据手术部位及手术操作深度,及时调整手术器械,要求洗手护士一直紧跟手术者的步骤。

（4）及时收回切口周围器械,避免堆积,避免落地,收回后用专用湿盐水垫擦拭干净待用。

（5）切开或切除腔道器官或肿瘤前,递湿纱垫保护周围组织,切口下方铺无菌巾一块,放置接触创缘器械,将此区域内所有物品视为被污染,不可再用,处理完毕后一并拆除。

2. 器械传递方法

（1）手术刀的传递:注意勿伤及自己和术者,传递时刀刃朝下、尖端向后呈水平递给术者,或将刀盛放在弯盘内递给术者。

（2）持针器的传递:传递时避免术者同时将持针器和缝线握住,缝针的尖端向手心,针弧朝背,缝线搭在手背或用手夹持。

（3）血管钳及组织剪传递法:血管钳及组织剪传递法有三种。①对侧传递法:右手拇指握凸侧三分之一处,四指握凹侧中部,通过手腕的适力运动,将器械的柄环部打在掌心上,左手则相反。②同侧传递法:右手拇指、无名指握凹侧,食指中指握凸侧上三分之一处,通过腕下传递,左手则相反。③双手交叉传递法:同时递两把器械时,递对侧器械的手在上,同侧的手在下,不可从术者的肩上或背后传递。

（4）镊子传递法:①手握镊尖端、闭合开口,直立式传递。②术中紧急时,可用拇指、食指、中指握镊尾部,以三指的合力关闭镊开口端,让术者持住镊子中部。

（5）拉钩传递法：递拉钩前应用盐水湿润,握住拉钩前端,将柄端平行传递。

（6）咬骨钳传递法：枪状咬骨钳握轴部传递,手接柄;双关节咬骨钳传递,递头端,手接柄。

（7）锤、凿传递法：左手握凿端,柄递给术者左手;右手握锤,手柄水平递给术者右手。

三、手术器械管理的评价

1. 器械桌铺设符合无菌要求,分区合理。

2. 手术物品准备齐全,摆放有序。

3. 手术器械传递速度快、方法准,特别是锐器的传递,注意保护好医护人员,并能使其接过后无需调整即可使用。

4. 根据手术部位的不同,及时调整手术器械及敷料,做好台上的消毒隔离工作。

5. 手术台上使用锐器及时处理,重视医护人员的自身防护。

四、注意事项

1. 手术器械台的建立、准备、管理等工作大部分由洗手护士独立完成,要求严格遵守无菌原则,熟悉手术流程,时刻关注手术进程,完美配合手术步骤。

2. 手术器械桌、托盘的无菌区域仅限于桌面,桌缘外及下垂部分均应视为被污染,物品不能超出此区域。

3. 小件物品应放在弯盘内,如刀片、针头等,保持台面整洁也防止遗失。缝针细小,应做到钳不离针,如需更换时应立即把针放入缝针盒内或固定于专业布巾上。

4. 手术台上及时更换、清理手术器械及敷料,避免堆积。所有敷料都应打开、浸湿、成角传递。

5. 熟悉手术流程,如切开腔道组织前,应递湿纱垫、长镊保护周围组织,切口下方加铺治疗巾放置污染器械。消毒溶液消毒创面。关闭腔道组织后,所有污染器械及周围敷料均应撤除,并更换手套。

6. 严禁在手术间内任何地方丢弃纱布、纱垫或其他杂物,以免混淆清点数目。

第七节 无瘤技术

对恶性肿瘤最彻底的治疗就是手术切除,术后辅以放疗或化疗。为提高恶性肿瘤病人的手术治愈率,防止癌细胞的医源性播散,必须采取保护性隔离措施。为此,1954 年 Cole 等提出了无瘤操作技术的概念,它是指在恶性肿瘤的手术操作中为减少或防止癌细胞的脱落、种植和播散而采取的一系列措施。

一、目的及意义

无瘤技术的目的一是防止癌细胞沿血道、淋巴道扩散,二是防止癌细胞种植。而肿瘤的浸润和转移是恶性肿瘤重要的生物学特性,往往手术操作还会使癌细胞医源性扩散率增加,因此,参加手术人员必须认识到无瘤技术的重要性。大量的事实证明,无瘤操作技术可有效减少根治性手术后肿瘤的局部复发和远处转移,从而改善病人的预后,延长病人的无瘤生存期。

手术室护士是手术的直接参与者,既是无瘤技术执行者,又是督促及管理者,其无瘤观念及技术水平直接影响肿瘤病人的手术效果及预后。

二、无瘤技术的实施

(一)无瘤技术的原则

1. 减少对肿瘤的挤压 病人施行麻醉后,手术人员应尽量避免重复检查肿瘤部位。因麻醉后肌肉松弛,局部血管扩张,如这时触摸肿瘤部位,易引起癌细胞脱落而造成扩散与转移。

2. 适当应用抗癌剂 术前对乳腺癌病人应用一个或多个疗程化疗,可使癌细胞局限。而胃癌病人在术前洗胃后适当注入抗癌剂或静脉注射抗癌剂,可杀灭操作中引起血行、淋巴转移的瘤细胞。直肠癌手术时术中可经肠系膜动脉直接注入抗癌剂。

3. 手术时尽量完整地切除肿瘤 切除过程中使用过的用物不经处理而再次使用则会引起沾染的肿瘤细胞脱落,反复多次使用甚至会形成脱落 – 种植链,医护人员的手亦是如此。因此,在涉及到肿瘤的手术中,手术人员应高度重视无瘤操作技术。

手术室护士应紧跟科学发展的步伐,更新思想,将无瘤观念提升到一定的高度,按"无瘤技术原则"做好术中配合,使整个手术过程中的无瘤操作得到贯穿,预防癌细胞种植,提高术后病人的生存率。

(二)无瘤技术的实施措施

1. 手术切口保护 为了避免癌细胞种植于切口,切口保护膜、切口保护器广泛用于肿瘤病人切口保护。手术开始前,酒精消毒皮肤后擦干,将切口保护膜与皮肤紧密贴合。体腔打开后,置入切口保护器,展开圈旁塑料薄膜遮覆切口,这样既能保护切口,又起到牵拉、暴露手术野的作用。切口保护器具有内源性和外源性防菌的作用,能预防感染,保护腹膜,更能预防癌细胞在切口的种植。将薄膜四边向上反折固定在剖腹单上,可有效防止病人血液和腹水等污染手术者衣物。对于有大量腹水的肿瘤病人,应准备好吸引器,先行腹膜小切口吸出腹水后再进行手术,以避免腹水外溢导致肿瘤种植。

2. **体腔内探查** 手术者探查肿瘤时,动作要轻柔,防止粗暴,切忌挤压,尽量减少探查次数。因对肿瘤的触摸、挤压会增加癌细胞向腹腔内脱落而发生种植,所以,在探查时应按照由远及近的顺序进行,先探查无瘤区,再探查肿瘤区,先探查肝、脾、盆腔、腹主动脉、周围淋巴结及肿瘤两端,最后再探查原发肿瘤及受累脏器。探查完毕,更换手套。

3. **手术台的无瘤管理**

(1)手术器械、一次性用品的使用:手术中器械台相对划分为"有瘤区"和"无瘤区"。洗手护士在开腹(胸)前预留关腹时用的器械,用双层治疗巾将使用过的器械分开,切除肿瘤与重建用的器械分开。当肿瘤切除后,所有接触过肿瘤的器械均放置于"有瘤区"或与所有接触过肿瘤的污染器械一同撤离手术台,严禁再次使用。若术中无法更换手术器械时,应将接触过肿瘤的污染器械用蒸馏水浸泡 5~10 分钟后再使用。切除肿瘤过程中,洗手护士应将手术器械放于弯盘内递给手术医生,医生使用完毕后再放回弯盘,不得用手传递,以防可疑污染面扩大。用于点数、拿取污染器械的钳子不得使做他用。在切割过程中,尽量多的使用电刀,减少钝性分离,这样不仅减少出血,而且有效减少癌细胞进入血管、淋巴管的机会。值得注意的是,所有器械在肿瘤完整切除后,都应更换,包括医务人员的手套、电刀、吸引器头,甚至无影灯的无瘤调节手柄等。

(2)手术敷料的无瘤使用:术中接触肿瘤尽量用干纱布垫,接触过瘤体或疑被肿瘤污染的纱布立即用干净纱布替换,换下的纱布置于指定容器内,避免再次拿出。瘤体切除前,准备干纱垫保护周围组织,凡是从手术野拿出的纱布、纱垫一律用弯盘承接,不能再放回手术野。肿瘤切除后,即拆除切口保护器,更换保护周围的干纱垫,撤下所有污染的器械、敷料,更换新的缝针缝线等。

4. **手术区域的冲洗** 腹腔脱落的游离癌细胞和腹膜微转移灶是术后腹膜复发的重要原因,关闭腹腔前的冲洗是防止肿瘤细胞种植和播散的重要措施。洗手护士准备干净的无瘤盆盛装冲洗液冲洗术野,不允许用擦洗过器械的盆盛装冲洗液来冲洗术野。临床多使用 43~45℃的无瘤蒸馏水,蒸馏水是一种不含杂质和有形成分的低渗性液体,由于渗透压的差异,它可以使肿瘤细胞肿胀、破裂、溶解,从而使肿瘤细胞失去活性,或根据医嘱放置抗肿瘤药物。冲洗时将冲洗液灌满创面各间隙并停留一段时间后再吸出,反复冲洗 2~3 次,液体用吸引器吸净,不可用干纱布擦吸,防止对腹膜的损伤,引起癌细胞种植。

5. 腔镜手术的无瘤技术

(1)建立人工气腹:置入穿刺器时,穿刺鞘上下移动可增加腹壁戳孔种植转移的机会,洗手护士应备好缝线递于术者,将穿刺器妥善固定于腹壁上或者使用带螺纹的防滑脱穿刺器,防止穿刺鞘滑出腹壁开口,导致 CO_2 气体从开口漏出造成癌细胞种植。

(2)缩短 CO_2 气腹时间:研究发现,当气腹时间长于 60 分钟、气腹压力达到 30mmHg、流量 5L/min 时将会促进肿瘤生长种植的可能性,因此应尽量缩短 CO_2 气腹时间,将气腹压力设定为 14mmHg,流量 <5L/min 以下。

(3)积极处理腹水:进入腹腔后若发现腹水,护士及时递给术者吸引杆将腹水吸净,以避免腹水中可能存在的脱落癌细胞沾染手术创面,保护周围未被沾染的组织。同时防止含肿瘤细胞的腹水气雾化后造成腹膜播散转移。

(4)妥善处理接触瘤体的手术器械:为避免癌细胞脱落造成腹腔种植,洗手护士将接触瘤体的手术器械头端放于蒸馏水中浸泡 5~10 分钟,再用蒸馏水由上至下冲洗擦干备用,防止肿瘤细胞在操作过程中继续脱落种植,从而减少术中散播的可能性。

(5)防止标本污染切口:肿瘤完整切除后,使用标本保护袋取出。把标本保护袋从穿刺器里放入体腔,打开袋口,将标本完整装入袋内后收紧袋口,适当延长切口取出。这样防止在取出标本时挤压肿瘤,且避免了切口污染。

(6)手术结束时,提醒医生先打开穿刺器旁的排气口慢慢放气,待气腹压力降至正常后再拔穿刺器,防止"烟囱"效应。

三、无瘤技术的评价

1. 避免和减少术中人为因素造成肿瘤细胞脱落从而引起的血行转移及种植转移。

2. 强化无瘤技术概念,手术人员熟练掌握无瘤技术知识,做好手术器械、敷料、冲洗液的管理,以减少术中人为造成的血行转移及局部肿瘤种植,提高肿瘤病人治愈率和生存率。

3. 制定完善的无瘤技术操作流程。

四、注意事项

1. 洗手护士在护理配合过程中要有高度的责任心,保证手术的顺利进行。

2. 洗手护士应熟悉手术步骤、方法以及手术器械的使用,这是无瘤操作的基础。

3. 术前充分准备器械及用物,以免因为忙乱而疏忽无瘤操作。

4. 洗手护士术中主动配合术者做好无瘤技术操作,及时更换污染的器械、敷料和手套,并督促术者严格遵循无瘤技术操作原则,保护正常组织不被肿瘤细胞污染。

5. 手术室护士作为无瘤技术操作的执行者,重视无瘤技术,努力学习相关知识。

第十章 术后护理

术后护理是指病人从手术室安返病房直至本次手术恢复正常功能阶段的护理。目的在于尽快恢复病人正常生理功能,减少生理和心理的痛苦与不适,预防并发症的发生。术后护理是围手术期护理中至关重要的一个环节,其护理质量直接关系到病人的康复,除了从手术室返回病房时对麻醉种类、手术方式、术中出血量、补液量、尿量及用药情况等进行评估外,还包括卧位护理、伤口护理、管道护理、呼吸道管理、疼痛的评估与控制、与病人的沟通与交流等,下面将一一进行阐述。

第一节 卧位护理

一、目的及意义

卧位是病人卧在床上的姿势。手术病人返回病房后,根据麻醉类型及手术方式安置合适的体位。卧位护理是病人顺利恢复的重要环节,正确的卧位有助于避免麻醉后的误吸,减轻术后伤口疼痛,利于呼吸和引流,促进伤口的愈合,减少术后并发症的发生。

二、卧位护理的实施

根据麻醉的类型及病人的全身情况、术式、疾病的性质等选择卧位,使病人处于安全、舒适和便于活动的体位。

（一）术后常用卧位

1. 不同麻醉方式术后的卧位

（1）全麻术后未清醒者:取去枕平卧位,头偏向一侧,使口腔分泌物或呕吐物易于流出,避免误吸。如有呕吐物,及时清除口腔内呕吐物及气管内分泌物,避免吸入气管。

（2）蛛网膜下腔阻滞麻醉或脊髓腔穿刺者:取去枕平卧6~8小时,因穿刺后脑脊液可自穿刺处渗出脊髓腔外,导致颅内压降低,牵张颅内静脉窦和脑膜等组织而引起头痛。

（3）硬膜外间隙阻滞麻醉者:平卧6小时后根据手术部位安置卧位,腹部手术后病人可取半坐卧位。

2. 不同部位手术后的卧位

（1）颅脑手术者：如病人无昏迷及休克，可取 15°~30° 头高脚低斜坡卧位。

（2）面颈、胸部手术者：取半坐卧位，床头抬高 30°~50°，再摇起膝下支架，以减少局部出血，同时可使膈肌下移而利于呼吸通畅及有效引流。

（3）腹部手术者：半坐卧位或斜坡卧位，床头抬高 15°~30°，再摇起膝下支架，有利于减小腹壁张力，防止切口裂开，且便于引流，同时可使腹腔渗血渗液流入盆腔，促使感染局限化。因盆腔腹膜抗感染能力强，而吸收较差，可以减少炎症的扩散和毒素吸收，同时又可防止感染向上蔓延从而避免形成膈下脓肿。因此腹腔内有感染的病人，宜尽早改为半坐卧位或头高脚低位。

（4）脊柱或臀部手术者：取俯卧位。病人俯卧，头偏向一侧，双臂屈曲，放于头两侧，胸下、髋部、踝部各放一软枕。根据情况在腋下用小软枕支托。

（5）休克病人的卧位：休克病人，取中凹卧位，头胸部抬高 10°~20°，双下肢抬高 20°~30°，抬高头胸部，以利于气道通畅；抬高下肢，以利下肢静脉血回流，增加回心血量。

（二）协助病人更换卧位的方法

因手术原因，导致病人卧床时间增加，为了避免局部组织的长期受压，改善血液循环，应协助术后病人翻身、更换卧位，以减少压疮、坠积性肺炎、肾结石、静脉血栓症等并发症的发生。

1. 协助病人翻身侧卧法

（1）一人协助病人翻身法：此方法适用于体重较轻的病人。①翻身前沟通：告知病人变换体位的目的，取得病人及家属的理解和配合。②实施：病人仰卧，双手放于腹部，双腿弯曲，先将病人肩部、臀部移向护士一侧床缘，然后左手扶肩，右手扶臀，轻轻将病人转向对侧，使病人背对护士，然后用枕头将病人背、胸前和两膝间垫好。

（2）两人协助病人翻身法：此方法适用于体重较重且活动不便者。①翻身前沟通：向病人解释沟通，告知病人变换体位的目的，取得病人及家属的理解和配合。②实施：病人仰卧，双手放于腹部，双腿弯曲，两名护士站在床的同一侧，一人托住病人颈肩部及腰部，另一人托住病人臀部和腘窝部，两人同时将病人抬起移向近侧，然后分别扶托肩、腰、臀和腘窝部，使病人翻身侧卧，同上法用软枕垫好。

2. 协助病人移向床头法

（1）一人协助病人移向床头法：①实施前沟通：告知病人变换体位的目的，取得病人及家属的理解和配合。②实施：视病情放低床头，立枕于床头，以免撞伤病人头部；病人仰卧屈膝，护士一手放入病人肩下，一手放入臀下，托起病人的同时,嘱病人用双手握住床头挡板或床沿栏杆,双脚蹬床面,挺身上移;放平枕头,视病情摇高床头,整理床单位。

（2）两人协助病人移向床头法:①实施前沟通:向病人解释沟通,告知病人变换体位的目的,取得理解和配合。②实施:两名护士分别立于床两侧,各托住病人一侧的肩和臀部,两人同时将病人抬起移向床头。亦可两人同侧,一人托住颈、肩及腰部;另一人托住臀部和腘窝,同时抬起将病人移向床头。

3. 协助病人从卧位到坐位的转换　长期卧床的病人坐起时需根据病情的恢复而循序渐进,先半坐卧位,再延长时间逐步改为坐位。

三、卧位护理的评价

1. 病人术后生命体征是否平稳。

2. 病人是否掌握体位转换的意义。

3. 病人情绪是否稳定,是否配合治疗和护理。

4. 病人是否有术后并发症的发生,并发症是否及时发现并积极治疗。

5. 病人所有管道是否引流通畅,有无脱落、受压、扭曲、折叠。

6. 病人自我感觉是否舒适,是否处于功能位。

7. 护患沟通效果是否有效。

四、注意事项

1. 改变卧位时不可拖、拉、拽病人,以免擦伤皮肤,将病人身体稍抬起再行翻转,更换卧位后要用软枕垫好,使病人感觉安全舒适。两人协助翻身时,动作协调、轻稳,注意节力原则。

2. 为输液或带有多种管道的病人变换卧位时,先将管道安置妥当,翻身后检查所有管道有无折叠、脱落、受压、扭曲等,保持其通畅。

3. 术后病人变换卧位时,检查伤口敷料有无脱落,如敷料被渗湿,先更换后再翻身。

4. 颅脑手术后病人,不可剧烈翻转头部,应取健侧卧位或平卧位,防脑疝。

5. 颈椎骨折行颅骨牵引病人,翻身时不可放松牵引;轴线翻身时,翻身角度不可超过60°。

6. 注意各种体位受压后的皮肤情况,做好预防压疮的护理。

7. 注意体位转换后病人的舒适度;观察病情及生命体征的变化,记录体位维持的时间。

第二节 伤口护理

伤口是指皮肤组织的完整性受到破坏,并常伴有机体组织的缺失。伤口是临床护士最常遇见的问题,伤口护理始终是护理工作中的一个重要内容,而且预防和处理伤口的结果常常作为衡量护理质量的一个重要指标。

一、目的及意义

做好伤口护理可减少疼痛、降低并发症发生率、加速康复等。

二、伤口护理的实施

伤口护理技术包括对伤口的评估、判断伤口的严重程度及预后、伤口局部处理技术、营养护理、心理护理等。

(一)伤口评估

在进行伤口护理前护士需要先客观评估伤口的局部情况及与伤口愈合相关的因素,以判断伤口的严重程度和预后,为实施有针对性的个体化伤口护理计划提供依据。在实施计划中要不断进行再评估,以收集反馈信息资料,客观评估伤口护理效果及病人对伤口护理的依从性、配合程度、身心反应等,使伤口护理及时、有效、动态地进行,达到理想的预后效果。

1. 伤口评估用具　用于伤口评估的用具有无菌棉签、米尺、手电筒、换药包、无菌手套、数字化疼痛评估表及照相机等。

2. 伤口评估内容

(1)伤口形成的原因及持续时间。

(2)曾接受治疗护理的详细情况:特别注意了解其方法、治疗护理的时间、效果、病人对伤口治疗的身心反应、态度及认识等。

(3)伤口局部情况:主要了解伤口部位、形状、范围、潜行、组织形态、渗出液、感染、伤口周围皮肤或组织状况、伤口细菌培养、药敏试验结果等。

(4)全身情况:评估病人病情、意识、自理能力、合作程度,重点评估与伤口愈合密切相关的营养状况和心理状况。

3. 伤口评估方法

(1)观察法:是通过对局部症状、体征的观察来获取相关资料的方法。内容包括伤口局部的颜色、有无肿胀及肿胀特征、有无伤口下积脓及脓液的特征、伤口出血及渗血的方式、伤口的形状及其愈合方式、伤口所伤及的皮层及其肉芽生长的情况和上皮化的方式及速度。

(2)交谈法:是通过语言交流获取病人相关资料的方法。采用开放性提问与闭合性提问、诱导技巧等与病人及家属进行正式交谈和非正式交谈,了解伤口形成原因、持续时间及其在院内外所接受的治疗护理情况与效果、既往营养状况、病人期望、价值观和经济情况。

（3）测量法:指运用一定的测量工具来获取相关参数资料的方法。可运用照相机摄取相关照片,米尺测量伤口的范围及深度,伤口渗液可用称量法测量其渗出液量,有引流管的伤口可用量杯直接测量。

（4）实验室检查:定期抽血检查血红蛋白、白蛋白等了解病人的营养状况及评价营养干预效果。每周做 1 次伤口细菌培养,用无菌棉签收集伤口分泌液等。

4. 评估分类方法

（1）按伤口的外观形态分类:该分类由 1991 年 Christensen 提出,根据伤口的颜色可分为红色、黄色、黑色、混合型四类,其评估标准分别为:

1）红色伤口:治疗过程中处于炎症期或增生期伤口,外观有红色新鲜肉芽,边缘整齐。

2）黄色伤口:伤口出现坏死残存物,如皮下脂肪液化产生渗出液、因感染而产生脓性分泌物等,伤口基底呈现黄色。

3）黑色伤口:伤口覆盖有焦痂或无血管组织的坏死组织。

4）混合伤口:①黑黄色混合伤口:伤口基底有坏死焦痂,又有黄色分泌物和坏死残留物的伤口;②红黄色混合伤:伤口基底既有黄色分泌物和坏死组织,同时又有散在红色肉芽岛的伤口。

该评估标准直观,可操作性强,简单易学,适于各种伤口。

（2）按伤口的深度分类:依据皮肤的构造和损伤的皮层,分为浅层伤口和全层伤口两类:

1）浅层伤口:不波及皮肤全层,有残存毛囊的伤口,如 I ~ 浅Ⅱ度的烫伤,I~Ⅱ度压疮。

2）全层伤口:从真皮层一直蔓延到皮下脂肪,有时伤及筋膜和肌肉,甚至侵犯肌腱和骨骼,伤口深度至少 1cm 以上,如Ⅱ~Ⅲ度的烫伤,Ⅲ~Ⅳ度压疮。

（3）按有无感染分类:可分为感染性伤口和非感染性伤口,非感染性伤口又分为清洁伤口和污染伤口。

1）清洁伤口:未被污染且没被感染的伤口,如肝脏手术切口。

2）污染伤口:污染后尚未发生感染的伤口,如空腔脏器手术切口。

3）感染伤口:外观有炎性腐败分泌物,能培养出条件致病菌。

（二）伤口局部处理技术

现代伤口护理理论认为,任何伤口的处理方法都应以个体的评估结果为依据,包括病人的整体机能、体质、精神状况、社会因素、处理能力、心肺功能、皮肤及用药情况、过敏反应及疼痛程度。在伤口评估的基础上进行伤口局部处理,包括局部清洗、伤口周围皮肤的消毒和保护、局部清创、创面用药及敷料的应用。

1. 伤口清洗

（1）目的:局部清洗的目的在于减少伤口内的贮菌量及毒素吸收,清除伤口腐败组织,使伤口保持洁净。

（2）方法:经英国 Glide 研究发现,清洁伤口的方法中,水流冲洗要优于传统的用棉球或纱布的清洗操作,因为水流压力可冲去污染物,减少细菌数量,推荐使用生理盐水或水流冲洗清洁非感染性伤口表面。具体操作如下:用 20ml 注射器抽取所需冲洗液从伤口中心环形向外冲洗,形成旋流反复冲洗 3~4 次,再抽取生理盐水反复冲洗 3~4 次,以每秒 1ml 的流速冲洗直至伤口洁净。

（3）清洗液的选择

1）大部分伤口用生理盐水冲洗可达到洁净的目标。

2）优锁尔（复方含氯石灰溶液）可明显影响正在愈合伤口的血流,因此不提倡使用。

3）对污染伤口或有坏死组织的伤口,洗必泰溶液可能有效,但存在争议。

4）双氧水在感染伤口中使用后,需用生理盐水作第二次冲洗。

2. 清创技术

（1）目的:将坏死组织清除出创面,保持伤口床洁净、血供充足、肉芽新鲜,为伤口愈合营造良好的环境。

（2）方法:清创术可分为外科清创（器械清创）、机械清创、自溶清创、酶解清创、蛆虫清创五种。

1）外科清创:又称器械清创,即使用手术刀、剪、有齿镊等手术器械将坏死组织从伤口去除的方法。

2）机械清创:用镊子靠机械性外力清除伤口床坏死组织,适用于坏死组织已经软化、自溶容易去除的伤口。

3）自溶清创:该概念是近几年才提出并得到应用和发展的,主要与湿性愈合理论研究和封闭敷料的应用有关。

4）酶解清创:此概念在自溶清创的基础上提出,先是封闭伤口后发现封闭的伤口在湿润的环境下的渗出液中含有多种酶及酶活化因子,能促进纤维蛋白和坏死组织的溶解,有效地发挥酶解清创的作用。

5）蛆虫清创:用无菌蛆虫放入伤口,吞食细菌和坏死组织碎屑,并分泌抗菌酶和其他抗感染化合物,清洁伤口的同时产生有利于伤口愈合的酸性环境。

此法适用于长期不愈合伤口的清创。

3. 创面用药 伤口内用药从传统的民间配方如白糖、鸡蛋清、蜂蜜,到中医中药如去腐生肌散、活血生肌膏,以及局部抗菌制剂和生长因子等。不论使用何种药物,需遵循的使用原则是:

(1)易于清洁伤口,但不刺激、损害肉芽组织。

(2)易于观察伤口,不引起组织不适与疼痛。

(3)易于营造一个湿性愈合的伤口环境但不造成过度潮湿。

(4)利于组织细胞呼吸,但不使组织成分丢失增多。

(5)利于促进局部血液循环,改善血供。

(6)利于消除局部组织水肿,促进毛细血管重建、再生和血管化。

(7)利于伤口基底床的洁净和控制感染。

(8)利于上皮组织的移行和爬行。

(9)促进伤口无疤痕化愈合,预防愈合不良。

4. 敷料的选择和应用 不同分期的伤口,选择不一样的敷料进行护理。

(1)作用于清创期:该期伤口的渗出液偏多,因此长期选择的敷料需能吸收过多的渗液,如藻酸盐敷料、水凝胶敷料,支持并加速伤口的清洁过程,防污染,每 24 小时更换 1 次。

(2)作用于肉芽期:该期伤口多为红色伤口,护理原则是保护肉芽组织,需选用水胶体或水凝胶封闭敷料封闭伤口,且超过伤口边缘 2cm,3~5 天更换 1 次。

(3)作用于上皮形成期:需选择水活性的无创伤口敷料保护创面,防止干燥并避免更换敷料时对上皮细胞的剥脱或机械性损伤,如用水胶体或水凝胶敷料封闭伤口,每 5~7 天更换 1 次,直至全部愈合。

5. 包扎 适用于大范围伤口、关节部位伤口。

(1)目的:保护伤口免受外源性细菌污染,避免病人活动时造成伤口表面的擦伤性伤害,并具有减轻疼痛、保暖和制动的作用;同时,确保伤口湿润,为再上皮化提供一个适宜的愈合环境,预防新生肉芽组织因干燥而发生坏死。

(2)方法:根据 Winter 的伤口湿润理论,应用具有密封和保湿特点的新型敷料进行包扎。其方法为:

1)里层敷料应用引流功能的材质敷料如凡士林纱布,注意必须与伤口床紧贴,不形成死腔。

2)外层敷料应用吸水性良好的纱布、棉垫等敷料,敷料厚度以最外层不渗透为原则。

3)最后用绷带适当加压包扎,压力均匀、适度,使敷料与伤口床紧密接触。

三、伤口护理的评价

1. 病人伤口是否达到有效愈合。
2. 病人自我感觉是否舒适,有无疼痛等不适。
3. 病人情绪是否稳定,是否配合治疗和护理。
4. 病人及家属是否掌握保持伤口敷料及周围皮肤清洁的方法。
5. 病人是否掌握在沐浴、翻身、咳嗽及活动时保护伤口的方法。

四、注意事项

1. 清洁伤口应由伤口中央开始由内向外,以免周围皮肤的细菌污染伤口。
2. 清洁伤口时应戴手套。
3. 即使处理有感染的伤口,也应严格遵循无菌操作原则。
4. 每次清洗伤口前要仔细观察伤口和敷料情况,并记录伤口渗出液的颜色、性状、量及敷料的渗湿情况。

第三节　管道护理

外科手术之后常规会进行引流,因此放置引流管在外科术后比较普遍,了解各种引流管的作用,做好引流管的护理在病情观察和疾病恢复上意义重大。

一、目的及意义

病人术后安返病房后,会根据病情需要在术中放置1根或多根引流管,临床上应用的引流管种类很多,多用于导尿、伤口引流、胸腔、腹腔、脑室、胃肠道、胆道引流等。其目的是将人体组织间隙或体腔内积聚的液体引流至体外,通过观察引流液的颜色、性质和量的变化,帮助判断病人的病情。此外,有效的引流对于防止术后感染、促进伤口愈合也有积极的作用,并且在护理的过程中要注意引流的通畅,妥善固定。

二、管道护理的实施

(一)胃肠减压的护理

1. 作用　胃肠减压术是利用负压引流的原理,通过胃管将积聚于胃肠道内的气体及液体吸出,降低胃肠道内的压力和膨胀程度,并有利于胃肠吻合术后吻合口愈合。对胃肠道穿孔的病人可防止胃肠内容物经破口继续漏入腹腔。

2. 护理要点

(1)保证胃管的通畅,定时冲洗,抽吸胃液。定时冲洗:每4小时1次,冲洗时应根据胃管型号、手术部位、手术方式等选择 5ml 或 10ml 注射器抽取 3~5ml 生理盐水冲洗胃管。冲洗时注意用力不可过猛,若有阻力不可硬冲,以免损伤胃壁或吻合口,造成出血或吻合口漏。冲洗时若有阻力,应先回抽胃液,如有胃液抽出表示胃管通畅,可再冲洗。若抽不出胃液,冲洗阻力大,应及时通知医生处理。抽吸胃液:根据胃液分泌的情况定时抽吸胃液,一般每 4 小时 1 次。抽吸胃液时吸力不可过大,以免损伤胃壁,造成黏膜损伤出血。

(2)密切观察胃液的颜色、性质、量,并做好记录。胃液颜色一般为无色半透明或微混的液体。若颜色为鲜红色,提示胃内有出血;若颜色为咖啡色,提示胃内有陈旧性血液。胃液出现颜色或性状的改变,应及时通知医生,给予相应处理。准确记录胃液的量,若胃液量过多,应及时通知医生处理,避免引起水电解质平衡紊乱。

(3)妥善固定:胃管固定要牢固,防止移位或脱出,尤其胃手术后胃肠减压,胃管一般置于胃肠吻合口的远端,一旦胃管脱出应及时报告医生。胃管置入后应做好引流管的标记并对胃管置入的深度进行交接班。

(4)加强口腔护理:预防口腔感染和呼吸道感染。

(5)拔管指征:胃管通常在术后 48~72 小时,胃肠道功能恢复,肛门排气后方可拔除。拔管时,先将吸引装置与胃管分离,捏紧胃管末端,嘱病人吸气并屏气时迅速拔出。

3. 注意事项

(1)给昏迷病人插胃管时,先应撤去枕头,头往后仰,当胃管插入 15cm 时,将头部托起,使下颌靠近胸骨柄以增大咽喉部通道弧度,便于胃管顺利通过会厌部。

(2)插管时病人出现恶心,应休息片刻,嘱病人深呼吸后再插入,若出现呛咳、呼吸困难、紫绀等情况,立即拔出,休息后重新插入。

(3)食管和胃部手术后,冲洗胃管有阻力时不可强行冲洗,通知医生,采取相应措施。

(4)长期胃肠减压者,每个月更换胃管 1 次,并从另一侧鼻孔插入。

(二)腹腔引流管的护理

1. 作用　腹腔引流管常规放置于腹部手术后,目的在于引流腹腔内的积血积液,防止继发感染。也可用于腹膜及脏器内的脓肿,为了便于治疗而进行穿刺置管或手术切开引流。

2. 护理要点

(1)根据病情需要观察可能放置的 1 根或多根腹腔引流管,病人返回病房时进行清点,逐一确认有无标识,并用胶布做"S"形固定,防止滑脱。

(2)分别观察记录引流出物质的性状和量,发现异常和(或)病人出现腹胀、发热、生命体征改变等情况应立即报告医生。腹腔引流液的评估：正常情况下，腹腔引流液的颜色为黄色或淡血性，清亮或含有少量絮状物，引流液小于 500ml/24h；引流液的颜色为陈旧性血性或血性，且小于 100ml/h 或小于 500ml/24h 时，应严密监测血压并密切观察；引流液颜色为陈旧性血性或血性，性状黏稠、易凝固出现沉淀，且大于 100ml/h 或大于 500ml/24h 时，应报告医生并给予止血等相应处理。

（3）定时挤捏引流管，保持引流通畅，防止引流管打折、扭曲、脱落、受压，且保持引流袋位置始终低于引流管出口平面。

（4）准确记录 24 小时引流量。

（5）定时更换引流袋。

（6）拔管指证：预防性使用的引流管应在 48~72 小时拔除，如为吻合口破裂后消化液漏入腹腔则在 4~6 日拔除，如引流腹膜炎的脓液应视具体情况而定。

3. 注意事项

（1）需负压引流者应调整好负压引流压力，并注意维持负压状态。

（2）如需要经引流管注入药物或作管腔冲洗，应严格执行无菌操作原则。

（3）腹腔引流管如 2~3 日不能拔除，则每 2~3 日转动引流管 1 次，以免长期固定压迫造成继发性损伤。

（4）拔管后注意观察伤口敷料渗出情况，渗出液较多时应及时通知医生处理。

（5）观察有无感染、出血、慢性窦道等并发症。

（三）T 管的护理

1. 作用　胆道疾病手术治疗需行胆总管切开探查及取石术，术中如直接缝合胆总管，可能使胆汁外漏或胆道狭窄，故需要常规放置形状类似英文字母"T"的引流管行胆道外引流，使胆汁经引流管进入肠道或分流出体外，以保证胆总管缝合处不致因胆总管内压力过高而使胆汁外溢，同时可促进炎症的消退，有利于愈合，防止狭窄、梗阻等并发症的发生。放置 T 管的目的在于引流胆汁，减轻胆道压力；支撑胆道，防止胆管狭窄；胆道造影和冲洗。

2. 护理要点

（1）引流管用胶布做"S"形于腹壁进行固定，标识清楚。

（2）保持引流通畅，防止引流管打折、扭曲、脱落、受压，且保持引流袋位置始终低于引流管出口平面。

（3）定时更换引流袋。

（4）做好引流管周围的皮肤护理，如有胆汁渗漏，应及时更换敷料，局部涂氧化锌软膏，减少胆盐对皮肤的刺激。

（5）观察记录胆汁引流的颜色、性状和量。正常成人每日分泌胆汁800~1200ml，颜色呈黄色或黄绿色，清亮无杂质。胆道术后每日引流胆汁约300~500ml，恢复进食后600~700ml，以后每日减少至200ml，若胆汁突然减少或无胆汁，提示引流管阻塞或脱出；如胆汁过多，提示胆总管下端梗阻；胆汁呈红色，提示胆道内有出血；胆汁呈脓性，提示胆道内有感染。

（6）夹管试验：术后1周，无腹痛、发热、黄疸，引流液每日200ml时，可试夹管，每日2~3次，每次1小时，如无不适主诉后可给予全天夹管。

（7）拔管指征：T型引流管一般是术后12~14日拔除，如果胆管残留结石需要通过胆道镜经T管窦道取石，那么T管拔除的时间需要延迟，一般术后6周才能考虑拔除。其拔管指征为：黄疸消退、无腹痛、无发热、无脓液、无结石、无沉渣及絮状物，可考虑拔管。拔管前在X线下经T管行胆道造影，了解胆道下端是否通畅，若胆道通畅，可夹管3日；若无发热、腹痛、黄疸，即可拔除T管。

3. 注意事项

（1）观察生命体征及腹部体征的变化，及早发现胆瘘、胆汁性腹膜炎等并发症。

（2）做好带引流管出院的病人健康指导。若病人发生腹痛、发热、黄疸等情况，应立即就医。

（四）经皮肝穿刺胆管引流术（PTCD）的护理

1. 作用 经皮肝穿刺胆管造影（PTC）是一种有创的胆道X线造影检查方法。这种检查是首先在腹部的皮肤上注射少量局部麻醉药，在X线电视荧光图像监视下或用B超探查出扩张的胆管后，从穿刺针注入X线造影剂，通过电视荧光图可以看到肝内胆管的图像。很多阻塞性黄疸病人胆管内压力高，PTC术后如不减压引流，胆汁有可能经穿刺针道自肝脏表面穿刺孔不断地渗漏至腹腔，严重者可导致弥漫性胆汁性腹膜炎。作为预防，病人在造影后通常要置管引流，这就是PTCD。PTCD是目前针对高位胆管梗阻术前减低黄疸的重要方法之一，也是晚期梗阻性黄疸姑息性治疗的1种方法。

2. 护理要点

（1）妥善固定引流管，防止脱出，对躁动不安的病人，应有专人守护或适当约束，且引流袋位置必须低于引流管出口平面。

（2）保持引流通畅，防止引流管打折、扭曲、受压。

（3）观察PTCD引流管周围皮肤及伤口敷料情况，如有渗湿，应立即予以更换。

（4）准确观察并记录24小时引流量的颜色、性状和量。

（5）定时更换引流袋。

3. 注意事项

（1）PTCD 术后注意观察有无血性胆汁流出,术后 1~2 天胆汁呈深浊墨绿色,以后逐渐呈清黄色或黄绿色。若胆汁引流量突然减少,应检查引流管是否脱出,通知医生处理。

（2）重度梗阻性黄疸病人不能开腹手术或择期手术时行 PTCD 术,将胆汁引出体外,减轻黄疸,改善肝功能;胆管恶性肿瘤行 PTCD 术后需长期保留引流管,需指导病人及家属进行 PTCD 引流的自我管理。

（五）胸腔闭式引流的护理

1. 作用　胸腔闭式引流常用于排出胸膜腔内气体、液体、重建胸内负压,使肺复张;用于治疗脓胸、气胸和血胸;开胸手术后防止胸腔积液和预防感染。胸腔闭式引流管的安置:排液时,放于腋中/后线 6~8 肋间;排气时,锁骨中线第 2 肋间;排脓时,放于脓腔的最低点。

2. 护理要点

（1）连接引流装置,使用前检查引流装置的密闭性能,保持连接处紧密,防止滑脱。

（2）引流瓶低于胸壁引流口平面 60~100cm,水封瓶长管没入无菌生理盐水中 3~4cm,并保持直立。

（3）保持引流通畅,长管内液面随呼吸上下波动表示引流通畅。正常情况下,水柱波动 4~6cm,水柱波动大,提示肺不张或胸腔残腔大;如引流管内水柱停止波动,并且病人出现胸闷、憋气、则提示引流不畅,应立即予以处理;如引流管内水柱停止波动,呼吸平稳,咳嗽深呼吸时可见波动提示肺基本复张。

（4）定时挤压引流管,引流液多或有血块则按需正确挤压,捏紧引流管的远端,向胸腔的方向挤压,再缓慢松开捏紧的引流管,防止引流瓶中液体反流;如接负压装置,吸引压力应适宜,防止过大的负压引起胸腔内出血及病人疼痛。

（5）根据病情,在生命体征平稳的情况下尽可能采取半卧位。

（6）引流装置应保持密闭和无菌,保持胸壁引流口处的敷料清洁干燥,敷料渗出液较多应及时通知医生更换。

（7）观察引流液的颜色、性状、量。一般开胸手术后 2 小时内引流量为 100~300ml, 24 小时引流量为 500ml。颜色一般由深红色转为淡红色以后逐渐趋于淡黄色。

（8）引流瓶内无菌生理盐水每天更换,引流瓶每周更换,按要求定期更换引流瓶,床旁备血管钳,更换时必须夹闭引流管,防止空气进入胸膜腔引起气胸。

（9）拔管指征:置管 48~72 小时后,胸片证实肺已完全复张,24 小时内引流量小于 50ml,脓液小于 10ml,无气体排出,病人无呼吸困难,可拔除胸腔引流管。拔管时病人取半卧位或坐位,嘱病人深吸一口气后屏住,病人屏气时拔管,防止气体通过置管处进入。拔管后立即用凡士林纱布覆盖伤口。

3. 注意事项

（1）出血量 >100ml/h,呈鲜红色,且伴血凝块,同时有脉搏增快,提示有活动性出血的可能,及时通知医生。

（2）水封瓶打破或接头滑脱时,要立即夹闭或反折近胸端引流管。

（3）如引流管自胸壁伤口脱出,立即用手顺皮肤纹理方向捏紧引流口周围皮肤,注意不要碰触伤口,并立即通知医生处理。

（4）病人下床活动时,引流瓶的位置应低于膝盖并保持平稳,保证长管没入液面下;外出检查前须将引流管夹闭,漏气明显的病人不可夹闭引流管。

（5）拔管后注意观察病人有无胸闷、憋气、皮下气肿、伤口渗液及出血等症状,有异常及时通知医生。

（六）心包、纵隔引流的护理

1. 作用 心外科手术后,因手术创面大、渗血多,术中肝素的应用及体外循环后继发的凝血功能的紊乱等原因,常规在术后放置心包、纵隔引流管,排出纵隔腔、心包内渗血、渗液,可预防纵隔移位、心脏压塞等引起心搏骤停等并发症,对促进术后恢复很重要。

2. 护理要点

（1）麻醉清醒,拔除气管插管后,予以抬高床头 15°~30°,以利于引流和呼吸,循环稳定后取半卧位。

（2）连接吸引装置,使用前检查吸引装置的密闭性能,保持连接处紧密,防止滑脱。

（3）保持引流管通畅,防止堵管,避免受压、扭曲或打折。

（4）引流瓶低于胸壁引流口平面 60~100cm,水封瓶长玻璃管没入水中 3~4cm。

（5）保持管道密闭无菌,防止逆行感染。

（6）记录单位时间内引流量及 24 小时累积引流量。

（7）引流装置定时更换,保持胸壁引流口处的敷料清洁干燥,有外渗及时通知医生更换。

（8）床旁备血管钳。

（9）拔管指征:手术后 48~72 小时,引流量明显减少,且颜色变淡,引流液逐渐转为淡红色或黄色液体,引流量在 50ml/24h 以下,即可考虑拔除引流管。

3. 注意事项

（1）术后当日每 30~60 分钟挤压引流管 1 次,若引流液多或有血块则按需正确挤压,防止堵塞;如接有负压装置,吸引压力一般 1.5~2.0kPa。挤压方法:用两把无齿止血钳,距插管处 5cm 挤压,挤压时并排连接,交替松开,顺延向下挤压,造成负压吸引的效果。

(2)手术当日 2~3 小时引流管内出现大量鲜红色的血性液体,如成年人每小时 >300ml,小儿每小时 >4ml × 体重(kg),且无减少趋势,及时通知医生。

(3)引流量偏多,以后突然减少或引流不畅,病人血压下降、心率增快、呼吸困难、发绀、面色苍白、出汗等症状,考虑心脏压塞可能,应及时通知医生。

(4)发现引流出大量血性液或引流管被较多的血块堵塞,应及时通知医生。

(5)病人下床活动时,须将引流管夹闭,以防导管脱落、漏气或液体反流。

(6)拔管后观察病人有无胸闷、憋气、心悸、伤口渗液及出血,有异常及时通知医生。

(七)脑室引流管的护理

1. 作用 脑室引流术是神经外科最常用的一种治疗和急救措施,是经颅骨钻孔行脑室穿刺后或在开颅手术中,将带有数个侧孔的引流管前端置于脑室内,末端外接一无菌引流装置,将脑脊液引流出体外的一项技术。对于高颅压的危重病人,可以有效地避免或减缓脑疝的发生,降低颅内压。

2. 护理要点

(1)密切观察引流是否通畅 脑室引流调节瓶内玻璃管中的液面可随病人的心跳与呼吸上下波动,波动不明显时,可嘱病人咳嗽或按压双侧颈静脉,使颅内压暂时升高,液面即可上升,解除压迫后随即下降,证明引流通畅。

(2)定时更换引流装置并记录 24 小时引流量、颜色及引流速度 正常脑脊液的分泌 400~500ml/d,无色、清亮、透明,在颅脑外伤手术后,分泌量增加,呈血性,若引流液的血性程度突然增加且引流速度明显加快,可能为脑室内再出血。

(3)适时控制脑脊液流速 脑室调节引流瓶的高度应为引流瓶内中心玻璃管顶点高于脑室穿刺点 15~20cm,更换引流瓶调节高度时,应避免引流瓶大幅升降,以防引起颅内压的较大波动。留置脑室引流管周期,保持病人平卧位,如要摇高床头,需遵医嘱对应调整引流管高度。

(4)适当限制病人头部活动范围,如躁动,可酌情予以约束。

(5)保持引流部位清洁干燥,引流管周围敷料应保持干燥,如敷料被浸湿,应查明原因及时更换,保持引流系统的无菌和密闭,不可任意拆卸引流管或在引流管上进行穿刺,更换引流瓶时应夹闭引流管,严防脑脊液倒流。

(6)拔管指征:术后 3~4 日,脑水肿期将过,颅内压逐渐下降时应及早拔管。拔管前遵医嘱先夹闭引流管 24~48 小时,无头痛、呕吐等颅高压症状后可考虑拔管。

3. 注意事项

（1）引流早期（1~2小时）特别注意引流速度,切忌引流过快、过多,否则易出现低颅压性头痛、恶心、呕吐。因病人颅内压骤然下降,有可能发生脑出血或脑疝的危险,此时抬高或暂夹闭引流管,引流液小于500ml/d。

（2）观察脑室引流管波动情况,注意检查管路是否堵塞,若引流管腔被血凝块或沉淀物阻塞,应用双手顺行捏挤引流管直至通畅,不可逆行捏挤,亦不可用生理盐水等液体逆行冲洗,以免发生逆行性颅内感染。

（3）翻身时,避免引流管牵拉、脱落、受压、扭曲;搬运病人时将引流管夹闭,妥善固定。

三、管道护理的评价

1. 病人病情、生命体征是否平稳。

2. 病人引流管是否维持有效引流,有无打折、扭曲、脱落、受压。

3. 有无正确观察和记录引流管的颜色、性状和量。

4. 病人是否掌握引流管护理知识,能否配合术后治疗和护理。

5. 病人有无术后并发症发生,并发症是否得到有效预防或及时发现和治疗。

四、注意事项

1. 在操作中严格执行无菌技术,防止逆行感染。侵入性管道处的敷料应每日更换1次。

2. 严密检查各引流管各衔接处,以免漏气及脱出;观察局部皮肤的变化,有无液体外溢。

3. 有效地防治各种留置导管可能引起的不良反应与并发症,并积极预防与处理。

4. 严格统计并记录出入液量,输液输血量要控制,从而保持输入量和引出量平衡。

5. 如需负压引流者,应调整好所需负压压力,并注意保持负压状态。

第四节 呼吸道管理

一、目的及意义

全麻术后病人的呼吸道管理是术后护理中至为关键的一个环节,有效的清理呼吸道分泌物,保持呼吸道通畅,是维持正常呼吸及循环功能的根本,也是预防术后肺部并发症的重要措施。特别是年老体弱病人,和(或)伴有长期吸烟史者,在胸、腹部等大手术后易发生肺部感染,导致呼吸衰竭而死亡,因此,有效的呼吸道管理在病人术后顺利康复方面显得尤为重要。

二、呼吸道管理的实施

(一)一般病人的呼吸道管理

1. **体位**　全麻未清醒者,取平卧位,头偏向一侧,使口腔分泌物或呕吐物易于流出,避免误吸。清醒后,病人血压平稳,如病情允许,可将床头摇高30°~60°,利于肺部气体交换。

2. **保持呼吸道通畅**

(1)防止舌后坠:一般全麻术后,病人口腔内常留置口咽通气管,避免舌后坠,同时可用于抽吸清除分泌物。病人麻醉清醒喉反射恢复后,应去除口咽通气管,以免刺激诱发呕吐及喉痉挛。舌后坠者将下颌向前上托起,或用舌钳将舌拉出;喉头水肿者,配合医生行麻黄碱喉部喷雾,静脉注入脱水剂,严重者准备气管切开;喉痉挛者,配合医生进行面罩加压给氧,严重者应用肌松药、插管给氧、辅助呼吸等,至病人呼吸正常;气管内堵塞者,立即用吸痰管清除痰液并与医生联系,严重者配合医生行支气管镜吸痰或气管切开。

(2)促进排痰和肺扩张

1)指导有效咳嗽:鼓励病人自行咳嗽排痰,对咳嗽无力或不敢用力咳嗽者,可在胸骨切迹上方用手指按压刺激气管,促使咳嗽;对因切口疼痛而不愿咳嗽者,可在咳嗽前按压自控给药止痛装置(PCA)1次,再用双手按住季肋部或切口两侧,以限制腹部(或胸部)活动幅度,再于深吸气后用力咳痰,并做间断深呼吸。

2)拍背:在餐前30分钟或餐后2小时进行。病人取斜坡侧卧位或半坐位,操作者站于病人身体背侧,将手五指并拢,向掌心微弯曲呈空杯状,用手腕的力量叩击双侧肺叶,从下至上、从外向内,快速有节奏地叩击背部,频率约120~180次/分。

3)雾化吸入:痰液黏稠不易咳出者,可予以雾化吸入。用药:生理盐水20ml,加庆大霉素8万u、糜蛋白酶4000u,每日3次,每次20分钟。以稀释痰液,减少痰液阻力,有利于痰液排出,同时药物进入肺泡,减少感染。

4)酌情予以吸痰:吸痰前检查病人口腔,取下活动义齿,调节合适负压成人0.02~0.033MPa(150~250mmHg),小儿<0.02MPa(150mmHg),插入气管内达到预定部位,轻轻左右旋转吸痰管上提吸痰,一次吸痰时间不超过15秒,如痰液较多,需要再次吸痰,应间隔3~5分钟,病人耐受后再进行,一管一用。吸痰时观察病人痰液性状、颜色、量。

3. 吸氧　常规予以低流量吸氧,氧流量调至 1~2L/min。病情变化时,遵医嘱给予正确方式的吸氧。吸氧的过程中密切观察病人的呼吸、神志、血氧饱和度的变化及缺氧程度的改善情况等。

4. 口腔护理　是预防控制感染的基本操作,能使口腔内的常驻菌群减少,防止细菌下移,减少肺部感染机会,清醒者还可鼓励漱口,但应防误咽。

5. 正确使用镇痛剂　术后切口疼痛,插管不适,限制了病人咳嗽,术后应充分镇痛,应用止痛泵 48~72 小时或遵医嘱给予止痛药,一般用哌替啶 80mg 或 100mg 肌内注射。一方面减轻疼痛,另一方面可使病人充分休息,保持体力,避免无力咳嗽。

6. 抗生素的应用　根据医嘱正确应用抗生素,充分补足液体量。护士应掌握抗生素的药理作用、配伍禁忌、给药时间,同时静脉的输液速度要适宜,避免过快引起水肿。

7. 做好心理护理　由于术后切口疼痛,各种引流管的限制性及咳嗽使得疼痛加剧,病人烦躁不安。因此,应耐心向病人解释说明咳嗽的重要性、必要性,以确保术后恢复顺利。

（二）气管切开病人的呼吸道管理

1. 观察要点

（1）观察病人的病情、意识、呼吸形态、痰液、血氧饱和度及合作程度。

（2）观察病人气管切开伤口情况,套管有无脱出迹象,敷料污染、颈部皮肤情况。

（3）注意倾听病人主诉,观察生命体征的变化,并加强巡视,密切观察有无出血、气胸、纵隔气肿、皮下气肿等并发症的发生。

2. 实施要点

（1）保持内套管通畅:是术后护理的关键。取出内套管时左手按住外套管,右手转开管上开关后取出,以防将气管套管全部拔出。

（2）维持下呼吸道通畅:保持室内温度和湿度,有条件者可用蒸汽吸入疗法。

（3）正确吸痰

1）吸痰时机:在床旁听到病人咽喉部有痰鸣音;病人出现咳嗽或呼吸机气道压力升高有报警;发现血氧饱和度突然下降等情况时给予吸痰。

2）吸痰方法:先将吸痰管插入气道内超过内套管 1~2cm,再开启负压吸痰,左右旋转边退边吸,切忌在同一部位长时间反复提插式吸痰,吸痰负压不可过大,以防损伤病人气道黏膜。

（4）妥善固定:每日检查内套管固定是否牢靠,套管用双带打手术结法固定,松紧以能容人一指为宜。随时调节呼吸机支架,妥善固定呼吸机管道,使气管套管承受最小牵拉,防止牵拉过度导致导管脱出。

（5）防止感染：加强手术创面的护理,在贴皮肤面以油纱布覆盖,表面以干纱布覆盖,每日在严格无菌操作下更换敷料,并注意观察切口愈合情况以及有无感染等征象及分泌物颜色。切口感染后分泌物多呈草绿色或铜绿色,应及时进行分泌物培养,分离致病菌株后指导临床用药。

（6）拔管：对于原发病已痊愈或减轻,喉梗已解除者,作拔管准备工作：试行堵管,可先堵 1/3~1/2,观察有无呼吸困难现象;观察 24 小时后,若呼吸通畅,可行完全性堵管;观察 24~48 小时后无异常情况即可拔管。对于因非喉部疾病行气管切开者,如无气管插管等喉部可能损伤的病史,可于呼吸衰竭纠正后,直接全堵管进行观察,并于 24 小时后拔管。拔管 1~2 日内应严密观察。

3. 注意事项

（1）为气管切开病人吸痰时,动作宜轻柔、准确、快速、每次吸痰时间不超过 15 秒,吸痰不得超过 3 次;注意吸痰管插入过程中是否顺利,遇到阻力时应分析原因,不可盲插;吸痰管最大外径不可超过气管导管内径的 1/2,负压不可过大,进吸痰管时不予负压,以免损伤气道;吸痰过程中密切观察病人的病情变化,如有心率、血压、呼吸、血氧饱和度明显改变时,应立即停止吸痰,予以高流量氧气吸入并通知医生。

（2）根据病人气管切开伤口情况选择敷料,每天至少换药 1 次,保持伤口敷料及固定带清洁、干燥,并在操作中做到防牵拉。

（3）为气管切开病人更换清洗内套管时,应注意保持呼吸道通畅,取出和放回套管时动作轻柔。

三、呼吸道管理的评价

1. 病人生命体征是否平稳,是否保持有效呼吸及呼吸道通畅。

2. 病人咳嗽是否有效,是否掌握相关排痰方法和技巧。

3. 病人情绪是否稳定,是否配合治疗及护理。

4. 病人有无相关并发症发生,并发症是否得到有效预防或及时发现和治疗。

5. 气管套管病人带管出院时,是否掌握套管护理的相关知识和方法,是否知晓气管切开术迟发性并发症的症状和体征。

四、注意事项

1. 严密观察病人的生命体征,保持其有效呼吸及呼吸道通畅。

2. 术前指导病人戒烟,并告知其对术后恢复的影响,提高病人的戒烟依从性。

3. 若病人病情需要吸痰时,应按照无菌操作原则进行,插管动作轻柔、敏捷。病人发生缺氧症状如紫绀、心率下降等症状时,应当立即停止吸痰,休息后再吸。

4. 严密观察痰液性状、颜色、量,并评估用药后效果。

5. 重视病人的主诉,严密观察有无相关并发症的发生。

第五节 持续膀胱冲洗

一、目的及意义

膀胱冲洗是利用导尿管,将溶液灌入到膀胱内,再借用虹吸原理将灌入的液体引流出来的方法。有效的膀胱冲洗能保持留置导尿管的病人的尿液引流通畅,清除膀胱内的血凝块、黏液、细菌等异物。也可以将药物从导尿管注入,以治疗尿路感染及某些膀胱疾患。

二、持续膀胱冲洗的实施

(一)评估

1. 评估病人病情、意识状态、自理能力及合作程度。

2. 评估病人尿液的性状,有无尿频、尿急、尿痛、出血、膀胱憋尿感,是否排尽尿液及尿管通畅情况。

3. 观察病人反应,观察冲洗液出入量、颜色及有无不适等主诉。

(二)操作要点

1. 遵医嘱准备冲洗液(一般为等渗膀胱冲洗液,每100ml中含氯化钠900mg,规格:3000ml/袋)并备齐用物,床旁核对,取得病人合作。

2. 洗手,戴口罩。

3. 将膀胱冲洗液悬挂于输液架上,液面高于床面约60cm,连接前对各个连接部进行消毒。

4. 将冲洗管与冲洗液连接,三腔尿管一头连接冲洗管,另外两头分别连接导尿管和尿袋。夹闭尿袋,打开冲洗管,使溶液滴入膀胱,速度80~100滴/分;待病人有尿意或滴入200~300ml后,夹闭冲洗管,打开尿袋,排出冲洗液,遵医嘱如此反复进行。

5. 在持续冲洗过程中,观察病人的反应及冲洗液的量及颜色。评估冲洗液的入量和出量,膀胱有无憋胀感。

6. 冲洗完毕,取下冲洗管,消毒导尿管口接尿袋,妥善固定,尿袋位置低于膀胱,以利于尿液引流。

7. 协助病人取舒适卧位,整理床单位及用物,记录。

三、持续膀胱冲洗的评价

1. 病人生命体征是否平稳。
2. 病人是否掌握膀胱冲洗相关知识,能否有效配合。
3. 病人情绪是否稳定,在异常情况下是否能及时告知医护人员。
4. 持续膀胱冲洗的效果是否有效,是否达到了预期效果。

四、注意事项

1. 严格执行无菌操作,防止医源性感染的发生。
2. 冲洗时若病人有不适感觉,立即减缓冲洗速度,必要时停止冲洗,密切观察;若病人感觉剧痛或引流液中有鲜血时,应立即停止冲洗,通知医生处理。
3. 根据流出液的颜色调节冲洗速度,一般为 80~100 滴 / 分;如果滴入药液,须在膀胱内保留 15~30 分钟后再引流出体外,或根据需要延长保留时间。
4. 寒冷气候,冲洗液应加温至 35℃左右,以防冷水刺激膀胱,引起膀胱痉挛。
5. 冲洗过程中注意观察引流管是否通畅。

第六节　疼痛评估与控制

疼痛是与实际的或潜在的组织损伤相关联的不愉快感觉和情绪体验。北美护理诊断协会(NANDA)将疼痛定义为"个体经受或叙述有严重不适或不舒服的感受"。随着经济的发展,人们生活质量的提高,人们对疼痛治疗的需求也不断增加,1995 年,美国疼痛学会主席 James Campbell 提出将疼痛列为除体温、脉搏、呼吸和血压以外的"第五大生命体征"来评估和处理。

一、目的及意义

术后疼痛是急性疼痛的 1 种,是术后病人最常见、最主要的症状,持续时间短,但较为剧烈,尤其是创伤大的手术,易给病人造成精神上的打击。疼痛还影响全身各系统的功能,可引起严重并发症,特别对伴有心、脑、肺等重要器官病变者及代谢紊乱者,直接妨碍术后的顺利康复。因此,对疼痛的评估和控制在提高围手术期病人的生活质量和病人满意度等方面显得尤为重要。

二、疼痛评估与控制的实施

(一)疼痛评估的实施

术后疼痛是一种独特的、高度主观的、多维的复杂经历,不仅与组织损伤、病变部位、年龄、性别等生理因素有关,还受到个人生活经历、文化教养、既往疼痛体验、精神和情感、环境、个性及其他未知因素的影响。

1. 疼痛强度的评估 由于疼痛感觉是复杂的主观的精神活动,目前还没有测量疼痛的客观指标,所以只能依赖间接方法综合分析,进行动态观察和多方面评估,现有的疼痛强度评分的方法有:

(1)视觉模拟评分法(visual analogue scale, VAS):是用一条长 10cm 的直线,一端标示"无痛",另一端标示"最剧烈的疼痛"。让病人在此直线上选择最能描述某一特定时刻感受疼痛水平的一点,以此点作标记,可以得到一个以厘米或毫米为单位的具体测量数据并进行分析。VAS 使用灵活、方便,易于掌握,在临床上广泛应用。

(2)数字评分法(numeric rating scale, NRS):是由 0 到 10 共 11 个数字组成,病人用 0 至 10 这 11 个数字描述疼痛强度,数字越大疼痛程度越严重,此法类似于 VAS 法。NRS 具有较高信度与效度,易于记录,适用于文化程度相对较高的病人,也是目前较为常用、有效的评估方法。

(3)口述分级评法(verbal rating scale, VRS):是将描绘疼痛强度的词汇通过口述表达为无痛、轻度痛、中度痛、重度痛、剧痛。此方法适用于临床简单的定量测评疼痛强度以及观察疗效指标。

(4)面部表情疼痛量表(wong-baker faces pain rating scale, FRS):是用 7 种不同的面部表情,从微笑至哭泣来表达疼痛强度,由病人指出表示其疼痛程度的表情。FRS 评估简单、直观、形象,易于掌握,不需要任何附加设备,特别适用于急性疼痛者、老人、小儿、文化程度较低者、表达能力丧失者及认知功能障碍者。

(5)世界卫生组织疼痛分级标准

0 级:指无痛。

1 级(轻度疼痛):平卧时无疼痛,翻身咳嗽时有轻度疼痛,但可以忍受,睡眠不受影响。

2 级(中度疼痛):静卧时痛,翻身咳嗽时加剧,不能忍受,睡眠受干扰,要求用镇痛药。

3 级(重度疼痛):静卧时疼痛剧烈,不能忍受,睡眠严重受干扰,需要用镇痛药。

(6)术后疼痛评分法(Prince-Henry):主要用于胸腹部手术后疼痛的测量,此方法用于评价开胸术后疼痛,较常用,也很方便。术后疼痛要根据病人的特点和临床需要来选择最适合的方法。从 0 分到 4 分可分为 5 级,评分方法如下:

0 分:咳嗽时无疼痛发生。

1分：咳嗽时有疼痛发生。

2分：深度呼吸时即有疼痛发生，安静时无疼痛。

3分：静息状态下即有疼痛发生，但较轻微，可忍受。

4分：静息状态下即有剧烈疼痛，难以忍受。

2. 疼痛特征的评估

（1）疼痛的特征

1）疼痛的性质：一般把疼痛描述为钝痛、酸痛、刺痛、跳痛、绞痛、胀痛、灼痛、撕裂样痛、刀割样痛、麻木痛、放射痛、牵涉痛等。

2）疼痛的诱发因素：体位的改变、活动、劳累、冷或热、呼吸、咳嗽、吞咽或按压等。

3）疼痛的时间和频率：一般将其描述为持续的、阵发的、长期的、短暂的、反复的、偶发的、规律的、不规律的等。

（2）疼痛的心理状况：绝大多数疼痛病人存在不同程度的焦虑、恐惧、抑郁、愤怒等情绪，这些不良心理反应可进一步加剧疼痛，应注意评估病人的心理状况及家庭、社会支持情况。

（二）疼痛控制的实施

1. 术后疼痛控制的原则

（1）根据手术部位，确定疼痛刺激来源，评估疼痛强度，选择镇痛药物及给药的途径。

（2）明确刺激强度和术后疼痛之间的内在关系，在镇痛的同时也要进行相应的治疗，如在镇痛的同时需要防治恶心、呕吐、焦虑情况等。

（3）根据年龄、体重、重要脏器的功能，慎重选择镇痛药物。术后镇痛必须注意个体差异，所用镇痛药应从最小有效量开始。

（4）根据病人个体需要，定时评估镇痛效果，调整镇痛方案，确保病人镇痛期间的安全。

2. 术后疼痛控制的方法

（1）药物治疗：手术后最初 24~72 小时的疼痛，主要以止痛剂来缓解疼痛。止痛剂可通过肌内注射、静脉给药、蛛网膜下腔注射、硬膜外腔注射、外用贴剂等方法给予。须根据疼痛的特点及强度并综合病人的整体病情合理选择止痛药物。

（2）病人自控镇痛（patient controlled analgesia，PCA）：是指病人感觉疼痛时，通过按压计算机控制的微量泵按钮，向体内注射提前设定的药物剂量进行镇痛。给药途径以静脉、硬膜外最常见，常用药物有吗啡、芬太尼、曲马多或合用非甾体类抗炎药等。有起效较快、无镇痛盲区、血药浓度相对稳定、可及时控制爆发痛、用药个体化、病人满意度高以及疗效与不良反应比值大等优点，是目前术后镇痛最常用和最理想的方法,适用于手术后中度到重度的疼痛。

(3)心理疗法:是用分散注意力、呼吸放松止痛法、自我暗示法、音乐止痛法等引导方法,使病人的注意力不集中在疼痛的感觉方面而达到缓解疼痛的目的。

3.术后疼痛控制的护理

(1)尽可能满足病人对舒适度的需要:术后保持舒适体位,不仅可缓解疼痛,而且可促进呼吸循环。同时,创造和提供良好的休养环境,如调节光线、减少刺激声响、限制探视会面时间及人数等。

(2)疼痛病人的监护:观察并记录病人镇痛前后生命体征改变,镇痛效果,不良反应及处理方法和结果。

(3)关注病人主诉:病人的主诉是评估术后疼痛及其疼痛程度的唯一可靠方法。倾听病人的疼痛主诉,加强对疼痛感受的主动询问,了解疼痛程度,确保疼痛的准确评估,及时采取必要的治疗和护理措施。

(4)心理护理:鼓励病人表达内心的感受,建立良好的护患关系,安慰病人,解除病人的焦虑恐惧情绪,运用催眠法、松弛训练、想象技术、自我暗示法、音乐止痛法等心理护理减轻术后疼痛。鼓励病人参与护理计划,学习预防及减轻疼痛的技巧,使其有自我控制的能力。

三、疼痛评估与控制的评价

1.病人的疼痛是否得到有效控制,是否感觉舒适。

2.病人情绪是否稳定,是否配合治疗及护理。

3.病人有无相关并发症发生,并发症是否得到有效预防或及时发现和治疗。

4.病人是否掌握减轻疼痛的相关知识和方法。

四、注意事项

1.提早做好病人术前、术后的疼痛教育,包括对疼痛、止痛药的认识,疼痛评估的方法、止痛的重要性及方法。通过对病人的教育,让病人对术后疼痛有控制感以消除对疼痛的恐惧、焦虑、无助感,能及时报告疼痛、及时止痛。

2.在进行疼痛评估与控制时应该因人而异制定合理的方法与护理。

第七节 与术后病人的沟通交流

沟通是人与人之间,人与群体之间思想与感情的传递和反馈的过程。沟通不仅是一种技能,也是个人自身知识能力、表达能力、行为能力的一种表现。有效的沟通能够提高效率、化解矛盾、促进健康的人际关系的建立。

一、目的及意义

术后病人安返病房后,往往对手术给自己造成的改变表现出茫然、害怕、逃避、焦虑、沮丧甚至恐惧的情绪,术后良好的沟通交流能很大程度上缓解和减轻因手术带来的不良情绪,从而更好的配合治疗和护理,达到身心的愉悦和康复,这也是优质护理服务中至关重要的体现。

二、与术后病人沟通交流的实施

(一)术后病人的特点

1. 自我形象紊乱　外科术后病人常因病情需要不得不将病变部位摘除或改变外部形态来达到治愈的目的。例如乳腺癌术后病人常规会摘除病侧乳腺;外伤情况下可能会需要截肢;直肠癌病人术后改变大便常规排出方式在腹壁进行造口等均会导致病人对自我形象产生紊乱,继而产生沮丧、焦虑、恐惧情绪。

2. 疼痛　所有的术后病人均会出现不同程度的疼痛,这是人体对组织损伤和修复过程的一种复杂的心理反应。其产生的机制是组织细胞释放大量的炎性致痛物质,既可激活感受器产生痛觉,又可造成中枢敏感化。同时,疼痛还可使免疫球蛋白下降,影响伤口愈合,特别剖腹术和上腹部手术后病人,因切口深、胸壁神经受损、不愿咳嗽、深呼吸和翻身,更易引起肺不张、血栓、麻痹性肠梗阻、压疮等并发症发生。

3. 焦虑　病人经过手术,尤其是经受大手术的病人,一旦从麻醉中醒过来,意识到自己活过来,颇感侥幸,这时他们渴望知道自己疾病的真实情况和手术效果。由于躯体组织受到程度不同的损伤,都会体验到刀口疼痛,加之躯体不能自主活动,又怕刀口流血或裂开,多产生焦躁不安的心情。开始,他们感到当前的痛苦难熬,过2~3天疼痛缓解之后,就又担心预后了。

4. 心理特征　术后病人都希望术后能尽快恢复健康,不发生并发症,手术效果好,无复发。同时,手术带来的身体不适能降到最低。

(二)影响与术后病人有效沟通的因素

1. 个人因素　护理人员与病人。

(1)生理因素:个人的许多生理因素会影响沟通。如护士与病人的年龄相差太大;病人术后身体虚弱易处于疲劳或疼痛状态,有时很难进入沟通状态;全麻气管插管后声音嘶哑失语的情况,沟通也有一定的困难。

(2)情绪状态:当护患双方情绪稳定、轻松自如时,较能有组织、有系统地表达他们的意见和想法。术后病人因术后说话会引起伤口疼痛,有时会选择少说话;有的病人知晓病情后难以接受,术后恢复不顺利或具体的恢复情况与自己的期望值有差距时,往往会体现消极、抑郁情绪从而影响沟通过程和结果。

（3）其他:护患双方的知识水平、社会背景、各自的个性特征、自我形象、主观能动性等也是影响沟通的重要因素。

2. 信息因素　护患双方沟通的内容是否完整、清楚、有序,语言和非语言信息是否互相矛盾,能否被病人所了解和接受均会影响沟通的有效性。

3. 环境因素

（1）物理环境:包括光线、温度、噪声、整洁度、隐蔽性等。术后提供舒适安全、安静整洁、有利于保护病人隐私的环境有助于护患之间的沟通。

（2）社会环境:包括同病室的气氛、病人与病人之间的人际关系、沟通的距离等。良好的人际关系、融洽的氛围、适当的距离等会促进沟通的顺利进行。

4. 沟通技巧因素　不恰当地运用沟通技巧,如改变话题,主观判断,匆忙下结论,虚假、不恰当的安慰及针对性不强的解释等都会影响有效的沟通。

（三）与术后病人沟通常用的技巧

1. 倾听　术后病人常常对手术带来的创伤、改变与恢复及对疼痛的体验等有自己的看法与想法。护士应能安排一定的时间、环境去倾听病人的说话。在沟通过程中全神贯注,集中注意力,不因病人说话的异常发音或语气等而分散自己的注意力。同时进行适时、适度的提问,不随意打断病人的谈话,也不急于下判断,仔细体会病人的"弦外之音",了解并确认沟通过程中病人要表达的真正意思。同时注意手势、动作、神情等非语言性信息,在倾听的同时,护士也应采用适当的面部表情和身体姿势等非语言信息给予回应,表明自己在认真倾听。

2. 掌握好沟通的时间和重点　根据病人病情掌握好沟通的时间,对于重症病人,沟通时间尽量使病人不感到疲惫为宜。沟通内容重点放在术后的健康促进和健康维护上,及时告诉病人手术的效果、术后的注意事项,如病人的体位、运动、饮食、休息及简要的病情观察等。同时,根据病人所表达的内容,通过适当重复澄清和阐明等方式确认和了解其最关注的方面并进行有针对性地沟通。

3. 提问的技巧　在对术后病人进行提问时,护士要恰当地提出问题,促进和鼓励病人提供更多的信息,所提的问题应该紧紧围绕谈话内容而进行,且适合病人的理解水平,尽量将术语解释清楚。同时,提问时应语调平和、语言生动、富有同情心及共情心理、句式协调,病人在回答时才会放下防备,容易进一步建立信任关系从而说出自己的真实感受和想法,以达到更好的解决效果。

4. 非语言性沟通　包括触摸、眼神交流、神情等。如行眼睛手术或耳朵手术后的病人及咽喉部手术后病人不能说话时,非语言性沟通起到了至关重要的作用。有时候,一个触摸、一个鼓励和肯定的眼神,能够给予病人莫大的心理支持。

三、与术后病人沟通交流的评价

1. 护患之间能否建立有效的沟通,病人能否积极配合治疗和护理。
2. 病人是否信任护士,是否能和护士交换有效信息。
3. 病人的情绪是否稳定,沟通所涉及的问题是否得到有效解决。
4. 病人通过沟通是否掌握疾病的相关知识,能否有效地实施及自我照护。

四、注意事项

1. 在与术后病人沟通交流时应因人而异采用合适的沟通方式及沟通技巧等进行沟通。
2. 护理人员应加强学习掌握好沟通方面知识,与病人进行良好沟通。
3. 护理人员在与术后病人的进行沟通时应该设身处地为病人着想,理解体谅病人,尊重病人的人格,维护病人的权利,对病人所提供的信息保密。

附　件

院内护理会诊申请单

科别：	病室：	姓名：	床号：	住院号：
申请事由及意见：				
请围手术期管理专科护士		申请护士：		申请时间：
会诊意见：				
			会诊护士：	
			会诊时间：	

附件 2

院外护理会诊申请单

科别：	病室：	姓名：	床号：	住院号：
邀请专家姓名：	专家职称：		所属医院：	

申请事由及意见：

申请人：
年　月　日

申请人已被告知会诊流程,并自愿承担会诊相关费用。

申请人签字：　　　　　　与病人的关系：
年　月　日

科室意见：

护士长：
年　月　日

护理部主任或主管院长意见：

签名：
年　月　日

53检